Julie Dumoulin

EXPRESS WORKOUTS

MAXIMAL 15 MINUTEN

YOGA

Bibliografische Information der Deutschen Nationalbibliothek
Die Deutsche Nationalbibliothek verzeichnet diese Publikation in der Deutschen Nationalbibliografie.
Detaillierte bibliografische Daten sind im Internet über http://d-nb.de abrufbar.

Für Fragen und Anregungen
info@rivaverlag.de

Wichtiger Hinweis
Dieses Buch ist für Lernzwecke gedacht. Es stellt keinen Ersatz für eine individuelle medizinische Beratung dar und sollte auch nicht als solcher benutzt werden. Wenn Sie medizinischen Rat einholen wollen, konsultieren Sie bitte einen qualifizierten Arzt. Der Verlag und die Autorin haften für keine nachteiligen Auswirkungen, die in einem direkten oder indirekten Zusammenhang mit den Informationen stehen, die in diesem Buch enthalten sind.

1. Auflage 2020

Nymphenburger Straße 86
D-80636 München
Tel.: 089 651285-0
Fax: 089 652096

Die französische Originalausgabe erschien 2019 bei Éditions Amphora unter dem Titel *J'ai Pas Le Temps Séances de Yoga*.

Übersetzung: Christa Trautner-Suder
Redaktion: Susanne Schneider
Umschlaggestaltung: Marc-Torben Fischer
Umschlagabbildung: © Alexandre Cousinier
Model: Julie Dumoulin
Layout: Katja Muggli
Satz: Satzwerk Huber, Germering
Druck: Firmengruppe APPL, aprinta Druck, Wemding
Printed in Germany

ISBN Print 978-3-7423-1459-8
ISBN E-Book (PDF) 978-3-7453-1132-7
ISBN E-Book (EPUB, Mobi) 978-3-7453-1133-4

Julie Dumoulin

EXPRESS WORKOUTS

MAXIMAL 15 MINUTEN

YOGA

Die 50 besten Übungsreihen

riva

Inhalt

Was ist Yoga?

Mein Name ist Julie Dumoulin und genau wie du habe ich eines Tages mit Yoga begonnen! Da du nicht viel Zeit hast, werde ich versuchen, kurz und knapp zusammenzufassen, was Yoga ist.

Zuerst solltest du wissen, dass es sich bei Yoga nicht um eine Sportart handelt. Es ist eine Philosophie aus Indien. Im Westen könnte man Yoga als »Lebensstil« bezeichnen.

Welches Ziel verfolgt Yoga letztlich? Wir wollen damit Meister unseres eigenen Geistes werden. Zu Yoga gehören viele Aspekte, die über das körperliche Üben hinausgehen:

1. **Yamas: Verhaltensregeln für zwischenmenschliche Beziehungen**

- **Ahimsa:** Gewaltlosigkeit, Nichtverletzen, Respekt. Es handelt sich dabei auch um das Wohlwollen gegenüber allen Wesen (sich selbst eingeschlossen!).
- **Satya:** Wahrhaftigkeit, Aufrichtigkeit, Glaubwürdigkeit.
- **Asteya:** Redlichkeit, der Respekt vor dem Eigentum eines anderen.
- **Brahmacharya:** Kontrolle unserer Instinkte, Beherrschung der Triebe.
- **Aparigraha:** Materielle Einfachheit, Gleichgültigkeit gegenüber materiellen Besitztümern.

2. **Niyamas: Persönliche Verhaltensregeln**

- **Shaucha:** Sauberkeit, Reinheit im weiteren Sinne (körperlich, geistig, seitens des Herzens).
- **Santosha:** Zufriedenheit, Gelassenheit, Dankbarkeit, eine positive Einstellung.
- **Tapas:** Bemühung und Disziplin im Geist der Reinigung. Diese Disziplin betrifft die Ernährung, das Ausführen der Übungen, die kontrollierte Atmung und die Sprache.
- **Svadhyaya:** Reflexion, Hinterfragen, Selbsterkenntnis, Studium heiliger Texte.
- **Isvara Pranidhana:** Hingabe an eine höhere Kraft, Demut, Akzeptanz von dem, was ist, Glaube.

3. **Asana: Das tägliche Ausüben der Stellungen**
4. **Pranayama: Die kontrollierte Atmung**
5. **Pratyahara: Disziplin der Sinne**
6. **Dharana: Konzentration**
7. **Dhyana: Meditation**
8. **Samadhi: Verbindung und Vereinigung**

Wie übe ich Yoga?

Wie du siehst, sind die Stellungen, die Atmung und die Meditation nur ein Teil des Yoga, und genau mit diesem Teil werden wir uns im vorliegenden Buch beschäftigen.

Das Ziel der Yogahaltungen

Es ist nicht das Ziel der Yogahaltungen, dein körperliches Erscheinungsbild zu perfektionieren. Dafür gibt es Gymnastik. Die Haltungen im Yoga wurden mit dem Ziel geschaffen, unseren Organismus zu reinigen und unseren Körper mit unserem vor Aktivität überschäumenden Geist zu verbinden. Das Abstimmen der Atmung auf die ausgeführten Stellungen verlangt nämlich so viel Konzentration, dass wir gezwungen sind, im Hier und Jetzt zu bleiben.

Meditation schreckt vielleicht manchen ab, dem es schwerfällt, länger als drei Minuten still zu sitzen. Aber sie bietet die Gelegenheit, den Geist zu beruhigen und einen Moment mit sich selbst allein zu sein. Meditieren bedeutet dabei nicht, das Gehirn so zu kontrollieren, dass es aufhört zu denken! Meditieren bedeutet, auf eine einzige Sache konzentriert zu bleiben. Am einfachsten lässt sich das Meditieren beginnen, indem wir unsere Atmung beobachten und ihr nachspüren. Der Ausübende soll in der Lage sein, den Moment zu erkennen, in dem sein Geist unruhig wird und diesen Zustand der Konzentration verlässt, um sofort wieder zur Beobachtung der Atmung zurückkehren zu können. Damit verbunden sind innerer Friede, Gelassenheit und eine größere Fähigkeit, im Tagtäglichen präsent zu sein – und nicht zwei Dinge gleichzeitig zu tun und im nächsten Moment vergessen zu haben, was man gerade getan oder gesagt hat.

Mit dieser Einführung starten wir in mein Übungsbuch, das ich knapp, einfach, konkret und allgemein verständlich konzipiert habe.

Für die Ausübung von Yoga gibt es grundsätzlich keine Gegenanzeigen. Jeder kann (und sollte) sich auf dieses Abenteuer einlassen und einen eventuellen Mangel an körperlicher Gelenkigkeit bei den Übungen entsprechend berücksichtigen. Wenn jemand meint, zu steif zu sein, um Yoga zu machen, entgegne ich, dass es vor allem auf einen flexiblen und offenen Geist ankommt! Wichtig ist jedoch, auf den eigenen Körper zu achten und die Übungen gegebenenfalls so anzupassen, dass sie machbar sind und in ihrer Ausführung korrekt und in positiver Weise wirksam bleiben. Da kann es auch einmal sein, zu einem Hilfsmittel zu greifen oder eine Übung auszulassen und stattdessen eine andere auszusuchen. Dass grundsätzlich jeder Yoga üben kann, liegt ganz einfach daran, dass im Yoga keine Leistungen verlangt werden. Wenn du Yoga sicher ausüben möchtest, höre auf deine eigenen Empfindungen und behalte im Hinterkopf, dass du niemandem irgendetwas beweisen musst.

Jedes Workout dauert zwischen 12 und 15 Minuten. So viel Zeit braucht es, um sich wirklich auf das Üben einzulassen, sich kurz aufzuwärmen, drei Haltungen auszuführen und sich ein paar Momente der Entspannung zu gönnen.

Trainingsdauer und -häufigkeit

Um von den vielfältigen Wohltaten des Yogas zu profitieren, empfehle ich, mindestens drei mal pro Woche zu trainieren. Ideal wäre fünf mal pro Woche. Die einzelnen Workouts sind hier so kurz gehalten, dass jeder sie in seinem Alltag unterbringen kann.

Yoga ist weder ein modischer Zeitvertreib noch eine überflüssige Aktivität. Es ist entscheidend für dein Wohlbefinden, deine Gesundheit und für mehr Gelassenheit!

Vor dem Training

Nimm dir vor Beginn eines Workouts zwei Minuten Zeit, um dich zu sammeln und dich auf das Üben einzustimmen.

- Wähle einen ruhigen Ort, setze dich im Schneidersitz auf eine Matte oder ein kleines Kissen auf den Boden und schließe die Augen.
- Lege deine Handflächen auf die Knie und beobachte einfach nur deine natürliche Atmung durch die Nase. Analysiere alles, was du in diesem Moment empfindest.
- Sobald sich dein »Kokon der Gelassenheit« gebildet hat, definiere deine Zielsetzung für dieses Training und lege die Hände in Gebetshaltung vor die Brust.
- Mit lockeren Schultern, entspanntem Gesicht und lockerem Kiefer scanne nun deinen ganzen Körper und löse überflüssige Spannungen.
- Drücke schließlich deine Dankbarkeit für all die wunderbaren Dinge aus, die dir das Leben bietet, atme tief durch die Nase ein und sprich beim Ausatmen die Silbe »AU«. Schließe direkt vor dem Ende der Ausatmung den Mund, spanne die Bauchmuskeln an, um die restliche Luft auszustoßen, und gehen zu »OM« über, das im Kopf ein Brummen erzeugt.

Singen

»OM« ist eine heilige Silbe aus dem Sanskrit, die den Urlaut darstellt.

Die körperlichen Vorteile des Singens

Diese Silbe lässt das gesamte Knochengerüst des Brustkorbs, die Lungenbläschen und Lungenzellen vibrieren, wodurch ein besserer Gasaustausch ermöglicht wird. Das Formen der Vokale während der Ausatmung löst eine vibrierende Selbstmassage der Organe und Eingeweide in Brustkorb und Bauchraum aus. Diese Vibrationen erreichen die tiefen Gewebe und Nervenzellen, wodurch die Durchblutung in den betroffenen Geweben und Organen verbessert wird. Auch die endokrinen Drüsen, die ihre Hormone in die Gewebe und in die Lymphe abgeben (Hypophyse, Zirbeldrüse, Schilddrüse, Thymus, Nebennierenrinde, Gonaden), werden angeregt. Der Sympathikus und der Vagusnerv (Nervus vagus) profitieren ebenfalls vom günstigen Einfluss der Stimmschwingungen.

Vorteile auf geistiger Ebene

- Die Konzentration verbessert sich.
- Der Körper entspannt sich dank dieser Vibrationsmassage. Durch eine Harmonisierung der gesamten Psyche werden psychische Hemmungen, Depressionen und Minderwertigkeitskomplexe gelöst.
- Dynamik und Lebensfreude nehmen zu.
- Das gesamte Bewusstseinsfeld wird mobilisiert, wodurch psychische Schwankungen gestoppt werden und wieder Ruhe in uns einkehrt.

Die Atmung beim Yoga

Die Atmung ist die erste und wichtigste physiologische Körperfunktion, von der alle anderen abhängen. Der indischen Philosophie zufolge wird jeder Mensch mit einem für ihn festgelegten Kapital an Ein- und Ausatmungen geboren, das seine Lebenszeit bestimmt. Eine schnelle und chaotische Atmung bedeutet daher, dieses Kapital zu verschwenden und die Lebenszeit zu verkürzen.

Die Atmung steht in direkter Wechselwirkung mit unseren Emotionen und unserem Körper. Eine aufgeregte Psyche führt zu Kurzatmigkeit. Hingegen kann die Kontrolle der Atmung durch eine bewusste und willkürliche Aktion Psyche und Körper beruhigen.

Bei der Ausübung der Yogahaltungen (Asana) nimm deinen Atem (Pranayama) bewusst wahr. Kontrolliere ihn und lernen, ihn zu leiten, um spüren zu können, was in deinem Körper tatsächlich vor sich geht, um das Hier und Jetzt in vollen Zügen zu leben und deine Lebensenergie zu steigern!

- Die Atmung umfasst in einer Dualität das Einatmen und das Ausatmen.
- Das Einatmen erfolgt aktiv, das Ausatmen passiv.
- Das spontane Atmen ist eine unbewusste und automatische Atmung. In den meisten Fällen wird die verbrauchte Luft dabei nicht vollständig ausgeatmet.
- Zwischen Atem und Geist besteht eine Beziehung, auch wenn der Geist ihn steuert.

- Ein kompletter Atemzyklus beginnt immer mit einer Einatmung. Beim Ausatmen faltet sich das Zwerchfell zusammen wie ein Regenschirm, beim Einatmen öffnet sich das Zwerchfell wie ein Regenschirm.

Praktische Übung zur Kontrolle des Atems: Die vollständige Atmung

Die Atemkontrolle wird durch eine Verlangsamung des Atemrhythmus erreicht, indem die Einatmung und die Ausatmung verlängert werden und dazwischen jeweils eine Atempause eingelegt wird.

Bequem hinsetzen, mit geradem Rücken, und einmal vollständig ausatmen. 4 Sekunden einatmen, die Luft 16 Sekunden anhalten und anschließend 8 Sekunden ausatmen. Diesen Zyklus nach Belieben 5–20 mal wiederholen, auch mehrmals pro Tag.

> »Das Leben ist die Zeitspanne zwischen einem Atemzug und dem folgenden. Eine Person, die nur halb atmet, lebt nur das halbe Leben. Wer richtig atmet, eignet sich die Beherrschung seines Seins an.«
>
> Hatha Yoga Pradipika

Asanas

Der Sanskrit-Begriff Asana bedeutet »Körperhaltung«. Die Asanas stellen die Yogahaltungen dar, deren Wirkung und Ziel es ist, Körper und Geist zu stabilisieren. Sie sind der Weg, nicht das Ziel. Jede Haltung ist von Symbolik geprägt. Wer sich auf diese Symbolik stützt, ist auf dem Weg zur Selbsterkenntnis. Übe immer in einem Zustand der Innerlichkeit und Präsenz. Betrachte deine Tagesform mit Wohlwollen und respektiere sie urteilsfrei. Beim Yoga gibt es keinen Wettbewerb. Die Stellungen sollen perfekt mit dem Atem synchronisiert werden (Pranayama).

Direkt vor und nach dem Training solltest du vorzugsweise weder essen noch trinken, Blase und Darm sollten entleert sein. Außerdem wird empfohlen, nach dem Training 30 Minuten zu warten, bevor du duschst oder Sport treibst.

> »Der physische Leib ist die Stütze von Seele und Geist und von deren Aktivität. Geistige Reinheit ist nicht möglich ohne eine Reinheit des Leibes, in welchem der Geist funktioniert und von dem er beeinflusst wird. Die Philosophie des Yoga räumt der Mobilisierung des Leibes und der Kontrolle des Atems Vorrang ein, um zur Reinheit des Geistes zu gelangen.«
>
> Swami Vishnudevananda

Bevor du mit deinem Workout beginnst

- Für die Ausübung brauchst du bequeme Kleidung, die dir jede Bewegungsfreiheit lässt, eine Yogamatte (vorzugsweise rutschfest) und einen Yogablock.
- Solltest du während einer Übung ein unangenehmes Gefühl oder einen unnormalen Schmerz empfinden, obgleich du die Anleitung für die Ausführung genau befolgst, komme aus der Position heraus und übe lieber mit einer anderen Yogahaltung weiter.
- Zu jeder Übung werden Drishtis angegeben. Drishtis sind Konzentrationspunkte der Meditation. Wenn du dich während des Übens auf sie konzentrierst, lenkst du den Fokus nach innen und unterstützt die korrekte Körperausrichtung.
- Der Schwierigkeitsgrad der Übungen nimmt zu. In jedem Kapitel sind die Workouts 1 bis 5 für Einsteiger geeignet. Die folgenden Workouts sind fortgeschrittener, bleiben dabei jedoch machbar.

Der Ablauf eines Yoga-Express-Workouts

1

Finde im Sitzen deine Mitte und konzentriere dich auf die Atmung.
Dauer: 2 Minuten

2

Stehe auf und beginne, direkt nacheinander 3–5 mal den Sonnen- oder Mondgruß auszuführen.
Dauer: 3–5 Minuten

3

Schließe direkt drei Haltungen deiner Wahl an. In jedem Workout sind hier immer 3 (ausnahmsweise einmal 4) Yogahaltungen zusammengestellt. Die Dauer der einzelnen Workouts mit je drei Yogahaltungen hängt auch davon ab, wie schnell oder langsam du atmest – und wie oft du, wenn zur freien Wahl angegeben, du eine Übung wiederholst.
Dauer: 5–6 Minuten

4

Beende die Sitzung mit der Entspannung.
Dauer: 2 Minuten

Es steht dir selbstverständlich frei, nach Lust und Möglichkeit dem Training mehr Zeit zu widmen und mehrere Sitzungen mit verschiedenen Yogahaltungen aneinanderzureihen. Dies kann nur von Vorteil sein.

Mindestdauer einer Sitzung: 12 Minuten
Höchstdauer einer Sitzung: 15 Minuten

Vor dem Workout

Sonnengruß

Wenn du vor 16 Uhr trainierst: Führe den Sonnengruß 3–5 mal hintereinander aus.

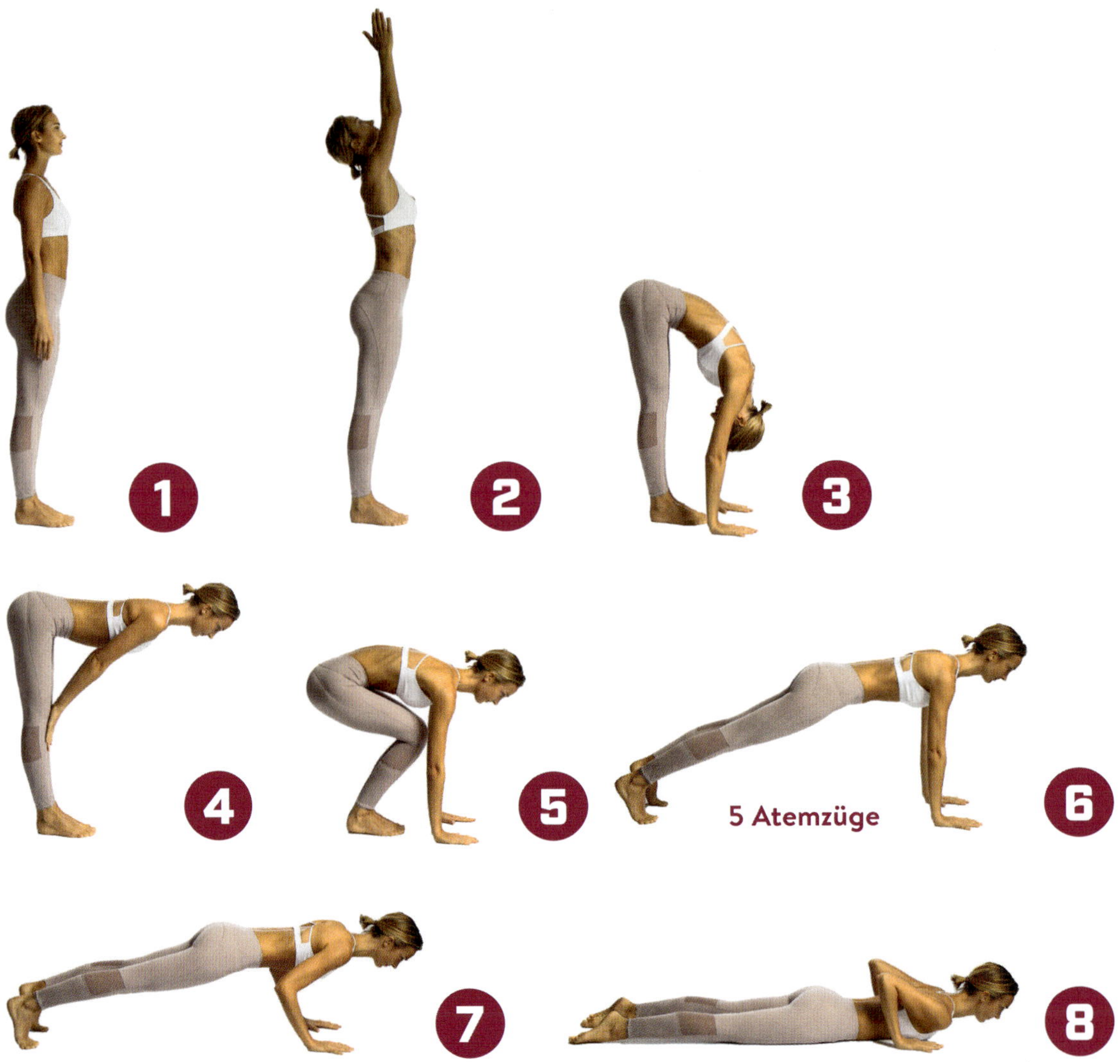

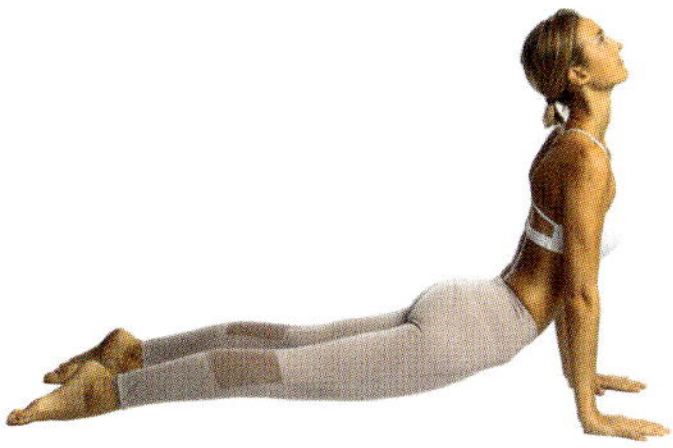
9

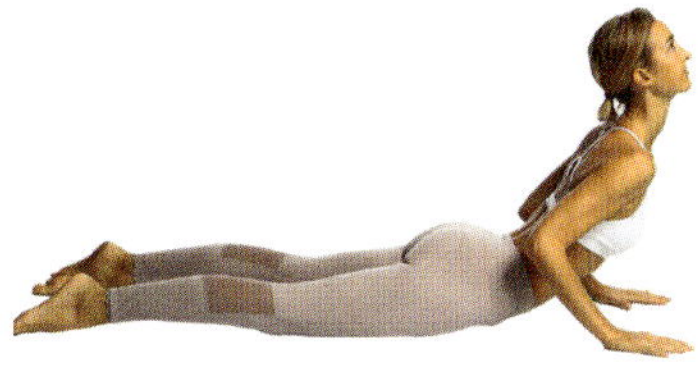
10

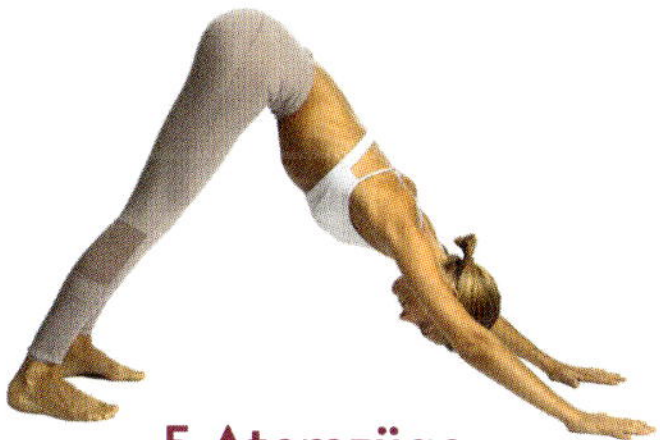
11

5 Atemzüge

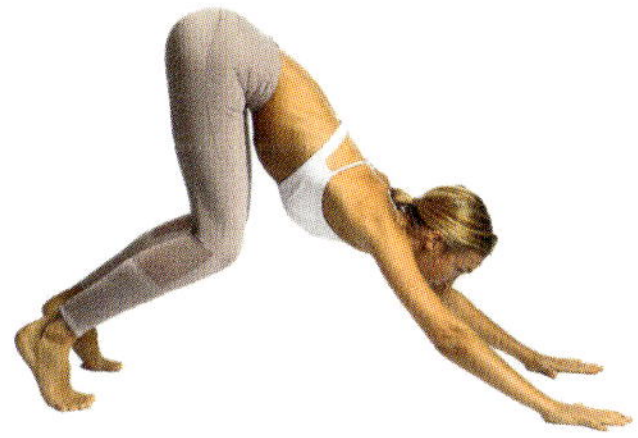
12

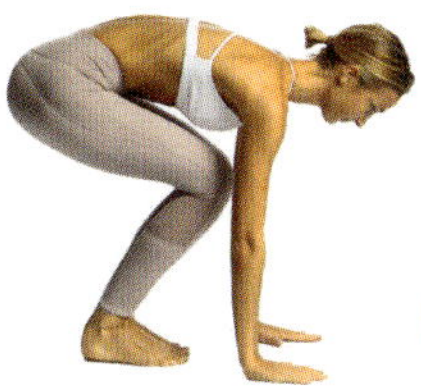
13

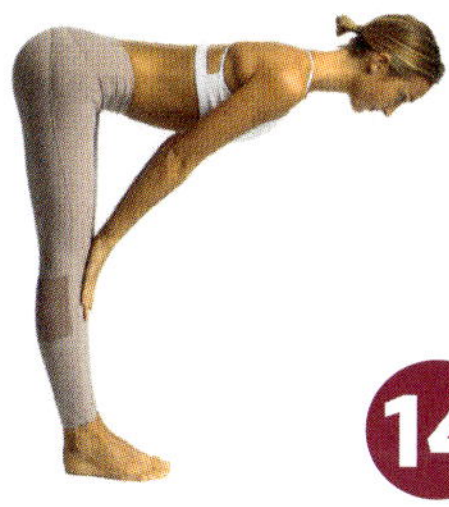
14

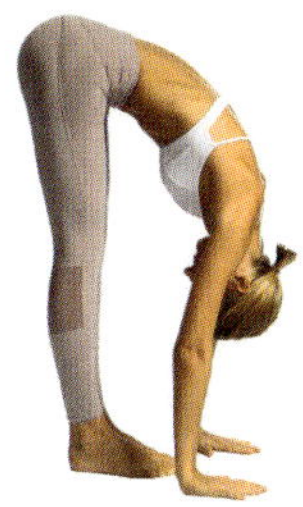
15

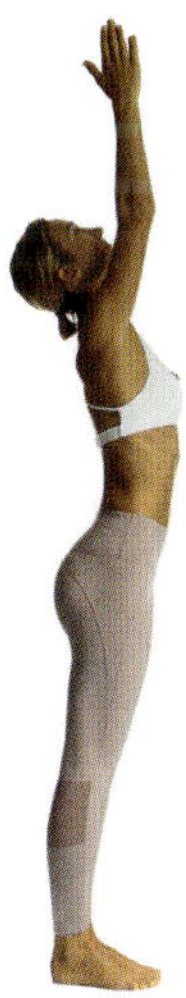
16

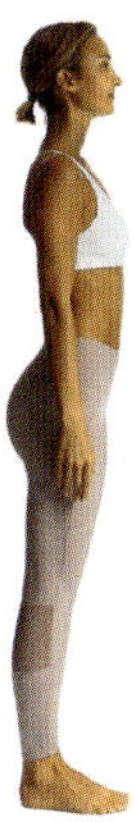
17

Mondgruß

Wenn du nach 17 Uhr trainierst: Führe den Mondgruß 3–5 mal hintereinander aus.

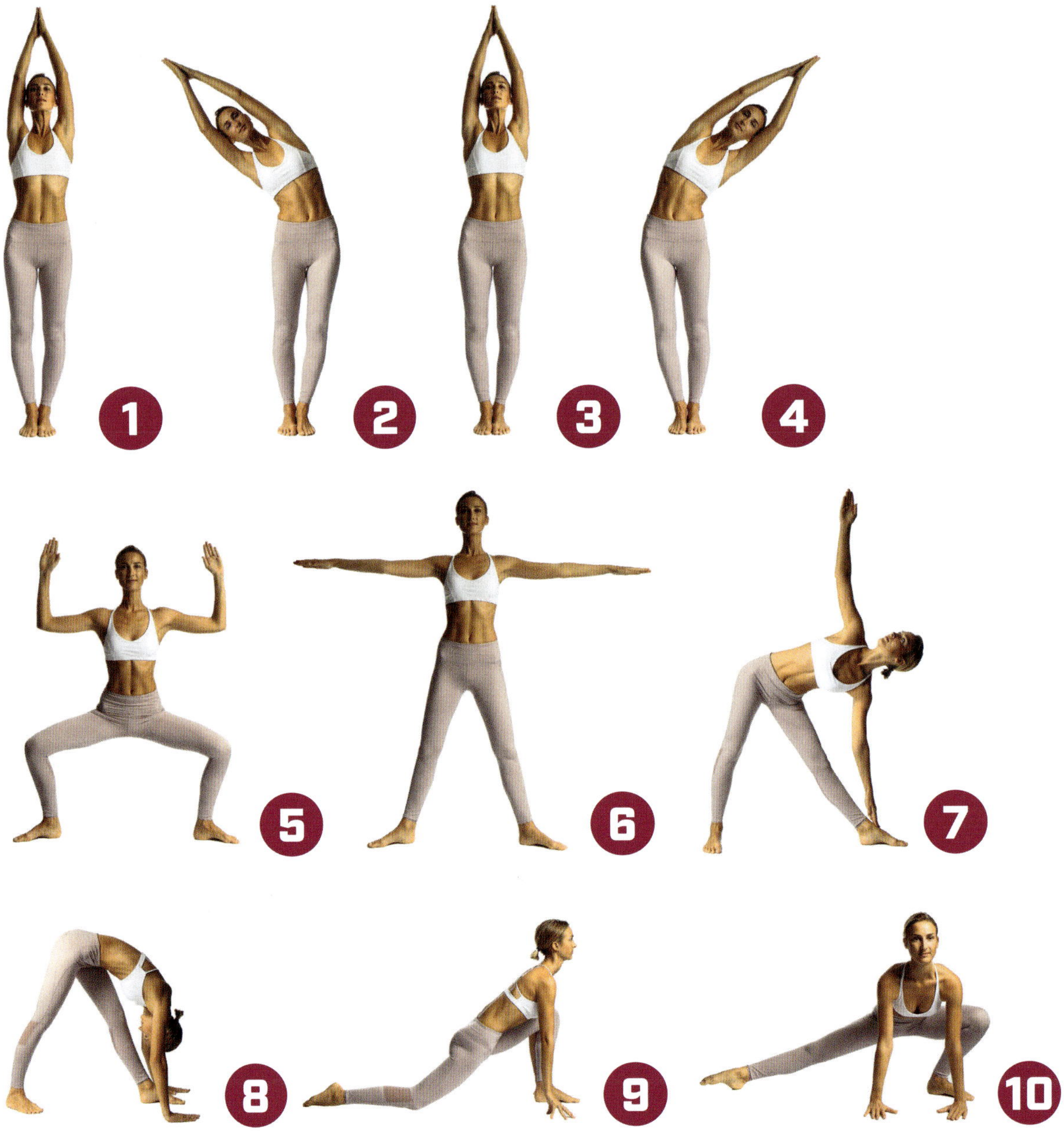

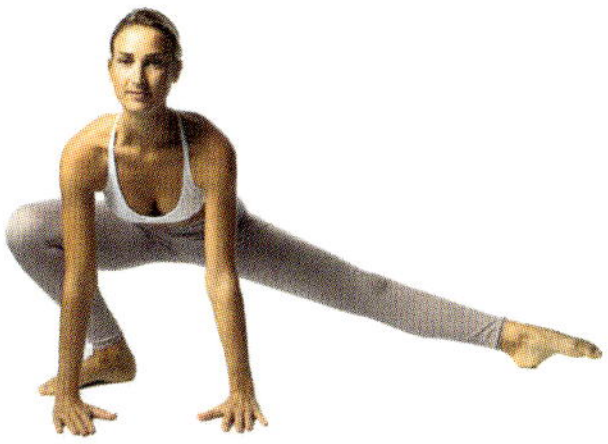

11

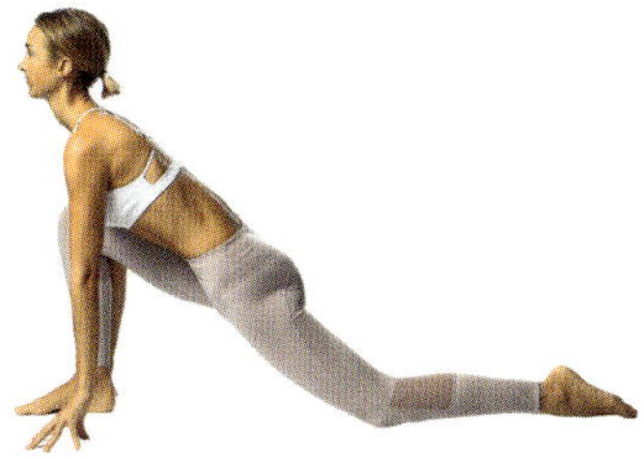

12

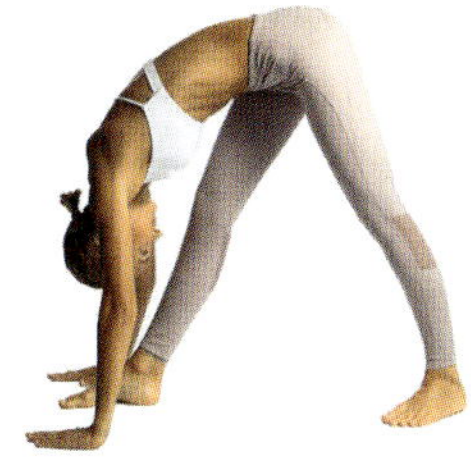

13

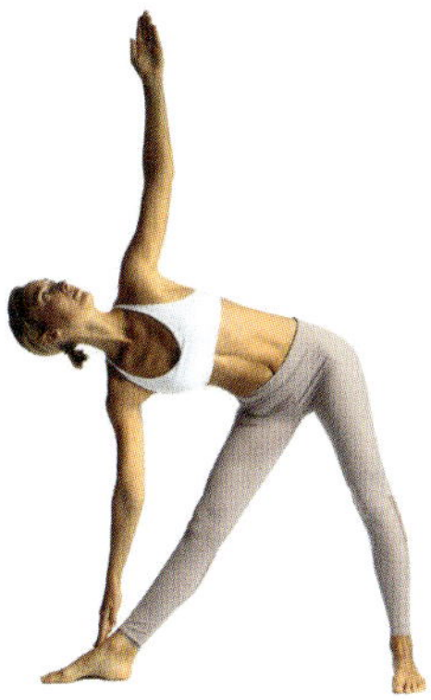

14

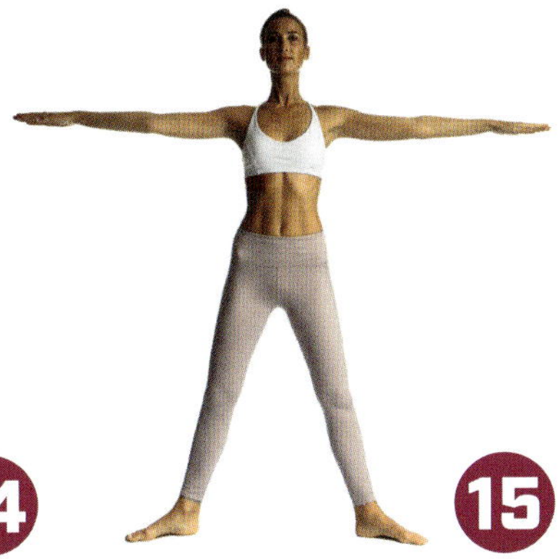

15

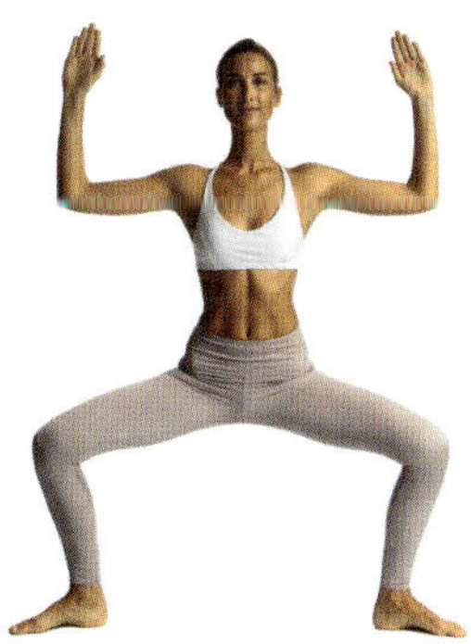

16

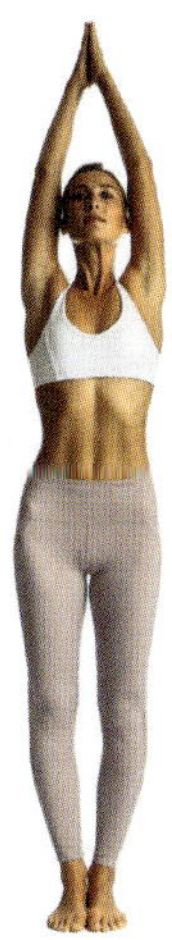

17

Diese beiden Übungen sind nicht wirklich gegensätzlich, sondern ergänzen einander vielmehr, denn sie erzeugen unterschiedliche Geisteszustände: die **Sonne** steht für das, was wärmt und verwandelt (Yang-Zeichen), der **Mond** steht für das, was beruhigt und regeneriert (Yin-Zeichen).

Nach dem Workout Entspannung

1

Entspannung des Rückens: Kindshaltung

Setze dich mit dem Gesäß auf die Fersen, die Knie sind weiter als hüftbreit geöffnet, sodass sich die Hüften öffnen können. Lege die Stirn auf den Boden und strecke die Arme nach vorn aus oder lege sie neben dem Körper ab. Höre auf deine Atmung und spüre die Bewegung des Bauches auf den Oberschenkeln.

2

Entspannung des Körpers: Totenstellung

Lege dich auf den Rücken, die Arme etwas vom Körper entfernt, die Handflächen schauen nach oben, die Beine sind entspannt, die Fußspitzen nach außen geöffnet. Schließe die Augen und spüre das Gewicht des Körpers, das in den Boden sinkt. Lasse deine Atmung wieder natürlich werden und nimm dir die Zeit, loszulassen. Tue nichts, strebe nichts an. Sei einfach nur ganz bewusst im Hier und Jetzt.

3

Abschließende Meditation: Schneidersitz

Setze dich mit überschlagenen Beinen in den Schneidersitz, halte den Rücken gerade, Hals und Kopf in Verlängerung der Achse der Wirbelsäule. Die Meditation ist die Kunst, in den gegenwärtigen Moment zurückzukehren. Sie erlaubt dir, dich mit deiner Atmung zu verbinden und mit dem Hier und Jetzt in Einklang zu kommen. Die Meditation lehrt dich, dich zu konzentrieren und mit Emotionen besser umzugehen.

1

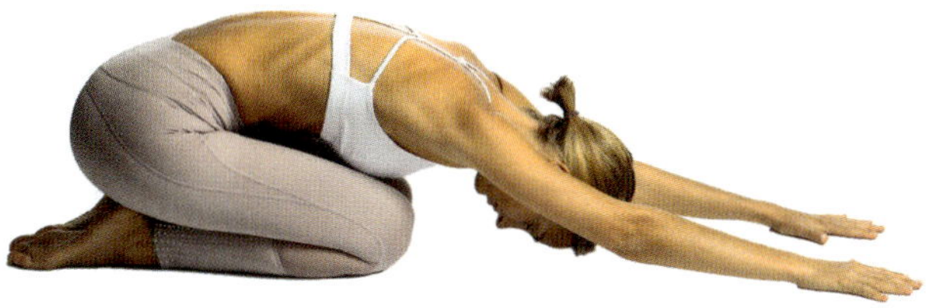

2

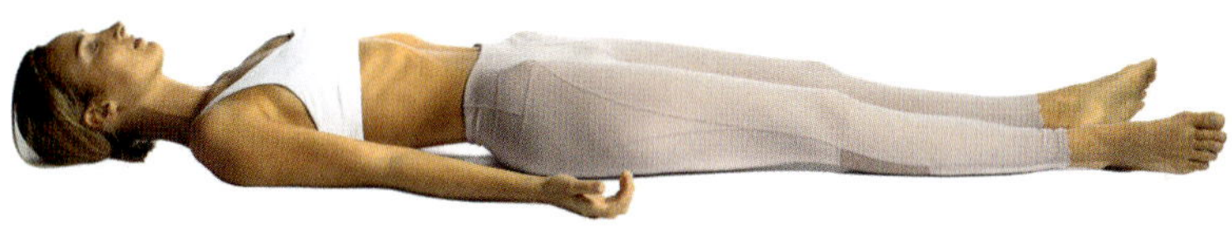

3

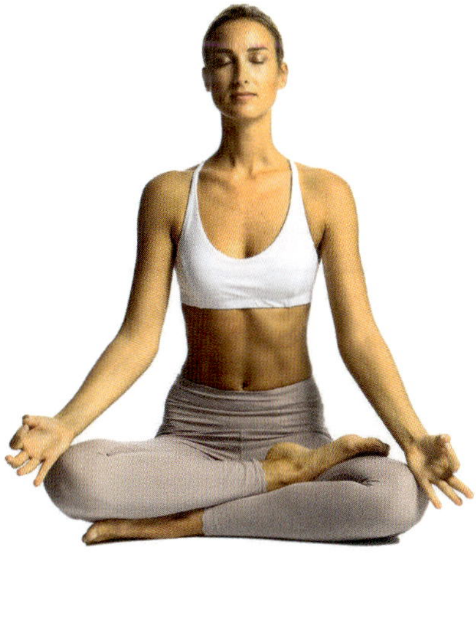

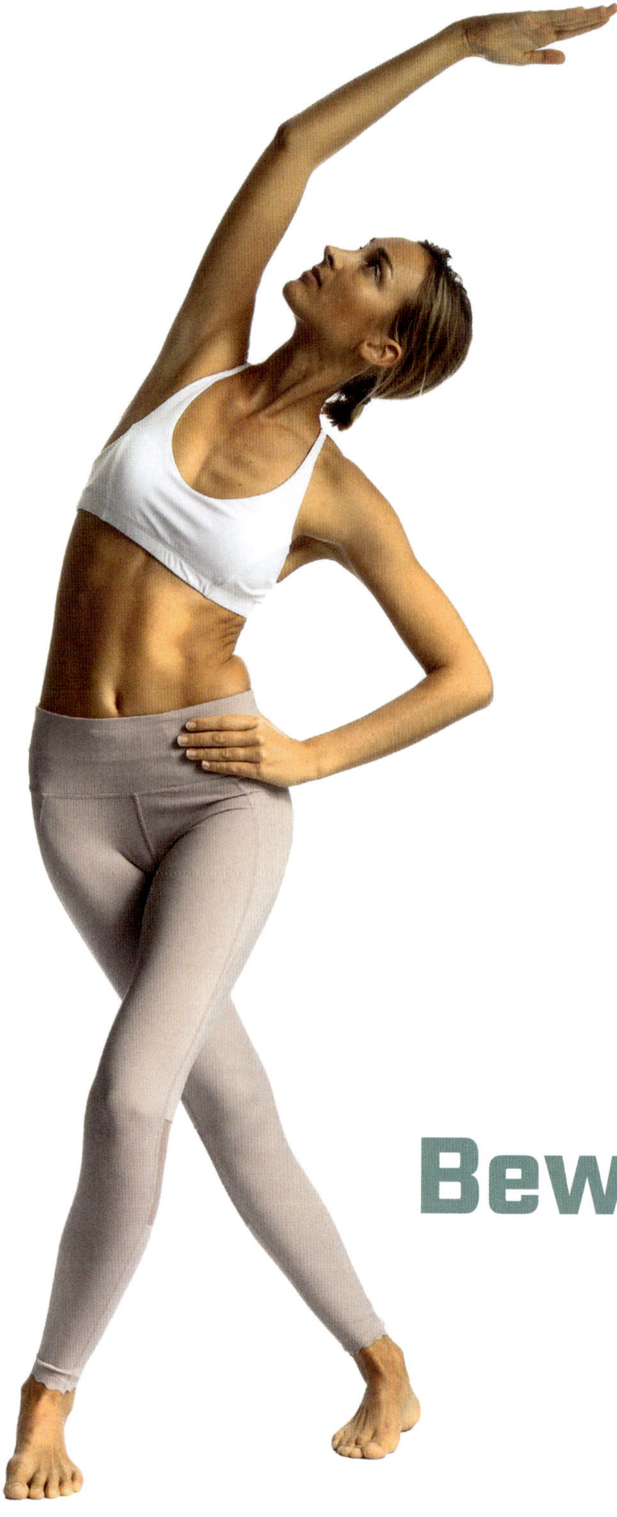

Beweglichkeit

Einsteiger

Fortgeschrittene

Einsteiger Workout 1

5–6 Minuten

1

Gruß nach oben und Gruß nach unten

Mit geschlossenen Füßen aufstellen, die Arme hängen entlang des Körpers. Einatmen und strecken, die Arme dabei nach oben heben. Ausatmen und nach vorn beugen, dabei versuchen, die Hände auf den Boden zu legen. 5 mal wiederholen.

Alternative: Die Knie beugen.

Drishtis
Nach oben und zur Nasenspitze

2

Stehender Halbmond oder geneigter Berg

Mit geschlossenen Füßen aufstellen. Einatmen, die Arme nach oben heben, mit der rechten Hand um das linke Handgelenk greifen und die linke Körperseite dehnen; dabei das Becken nach rechts drücken, um das Gleichgewicht zu halten. Die Position 2 Atemzüge lang halten, dann beim Ausatmen wieder zur Mitte kommen und die Seite wechseln. Auf jeder Seite 2 mal wiederholen.

Drishti
Zur Nasenspitze

3

Hochgezogenes Knie im Stand auf einem Bein

Einatmen, das rechte Knie anheben, dafür das Bein vor dem Körper anwinkeln. Ausatmen, das Knie mit beiden Händen umfassen, um es nah an den Oberkörper zu bringen. 2 Atemzüge lang halten. Ausatmen, das Bein zurückstellen und die Seite wechseln.

Drishti
Zur Nasenspitze

1

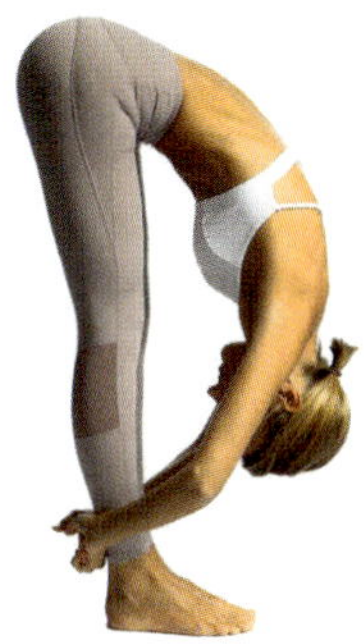

2

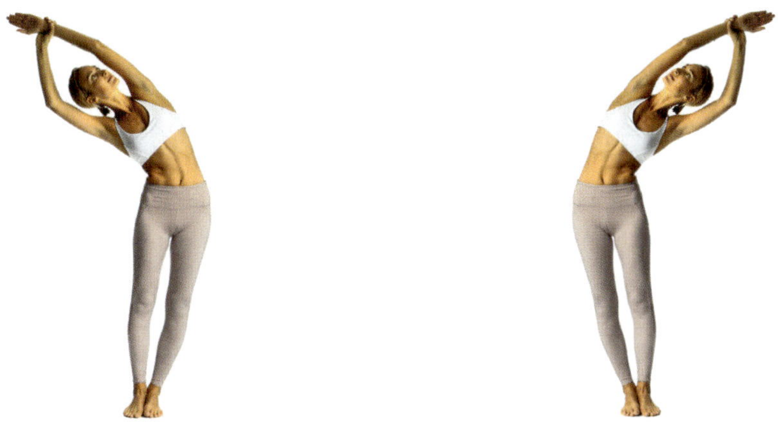

3

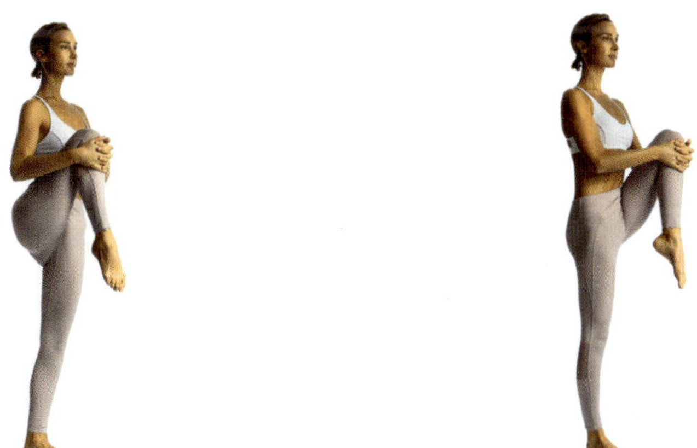

Einsteiger Workout 2

5–6 Minuten

1

Von Parvatis Tanz inspirierte Stellung

Die Füße im aufrechten Stand schließen. Einatmen, dabei das linke Bein beugen und das rechte Bein hinter das linke Bein stellen, gleichzeitig den rechten Arm über den Kopf heben und den Oberkörper nach links neigen. Die Pose einen vollständigen Atemzyklus lang halten, anschließend zurück in die Mitte kommen und auf der anderen Seite ausführen. 4 mal wiederholen.

Drishti
Nach oben

2

Frosch im Stand auf einem Bein

Im aufrechten Stand – die Arme hängen neben dem Körper – einatmen, das linke Bein beugen. Beide Knie bleiben dabei nebeneinander. Den linken Fuß hinter dem Rücken mit der linken Hand greifen. Die Position 3 Atemzüge lang halten, beim Ausatmen lösen und auf der anderen Seite wiederholen.

Alternative: An einer Wand abstützen, um das Gleichgewicht leichter halten zu können.

Drishti
Zur Nasenspitze

3

Vorbereitung zur Hand-zu-Fuß-Haltung

Im Stand die Hände auf die Hüften legen, einatmen und das linke Bein gebeugt anheben. Das Knie mit der linken Hand umfassend und es so an der Seite hochziehen. Ausatmen und den Kopf nach rechts drehen. Die Position 3 Atemzüge lang halten. Beim Ausatmen die Stellung lösen und auf der anderen Seite wiederholen.

Drishtis
Nach links und nach rechts

1

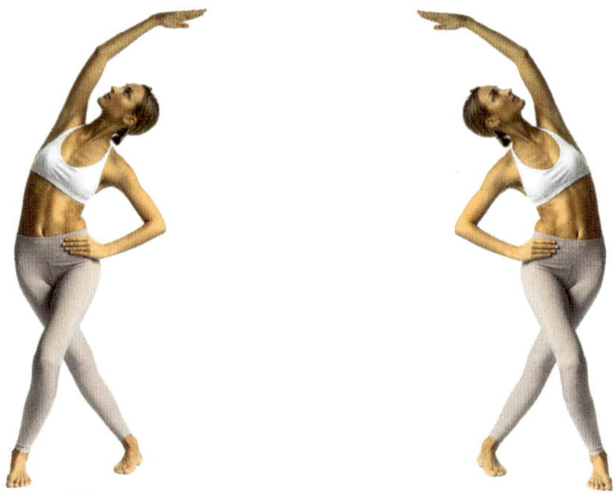

2

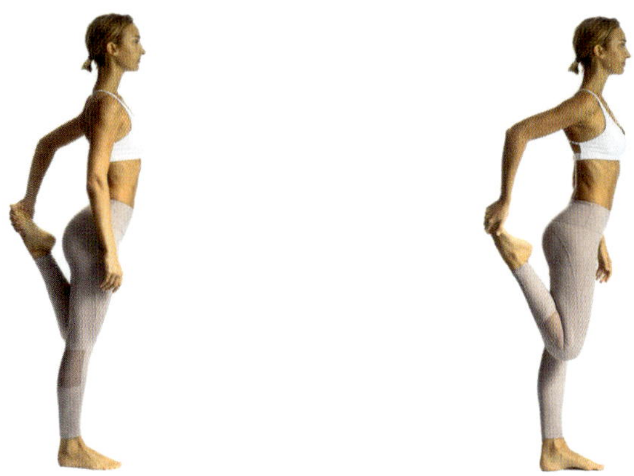

3

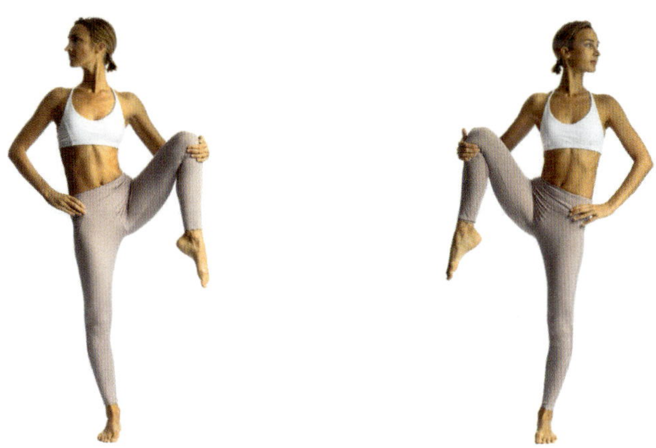

Einsteiger Workout 3

5–6 Minuten

1

Halbe Vorwärtsbeuge

Im Stand mit hüftbreit geöffneten Füßen einatmen. Ausatmen, den Oberkörper aus der Hüfte nach vorn beugen und jeweils mit Mittel- und Zeigefinger die großen Zehen fassen. Den Rücken gerade halten. Die Position 3 Atemzüge lang halten. Ausatmen und die Waden umfassen, um den Kopf näher zum Boden zu bringen. 5 Atemzüge lang halten und bei einer Ausatmung lösen. Die Hände auf die Hüften legen und bei einer Einatmung mit geradem Rücken wieder aufrichten.

Alternative: Die Knie beugen.

Drishti
Zur Nasenspitze

2

Unterstützter Hanuman

Mit dem rechten Knie am Boden das linke Bein nach vorn ausstrecken und die Hüften nach hinten schieben. Mit den Fingerspitzen auf dem Boden abstützen (auf Yogablöcken). Die Position 5 Atemzüge lang halten. Lösen und die Seite wechseln.

Alternative: Das Knie des vorderen Beins beugen.

Drishti
Zum Fuß

3

Kopf-Knie-Stellung

Im Sitzen das rechte Bein strecken und die Fußsohle des linken Fußes innen an den rechten Oberschenkel legen. Einatmen, den Rücken lang machen. Ausatmen und den Oberkörper nach vorn über das gestreckte Bein beugen. Den rechten Fuß fassen oder das linke Handgelenk mit der rechten Hand hinter der Fußsohle umfassen. Die Position 5 Atemzüge lang halten, dann auf der anderen Seite wiederholen.

Alternative: Das Knie des nach vorn gestreckten Beins beugen.

Drishti
Zum Fuß

1

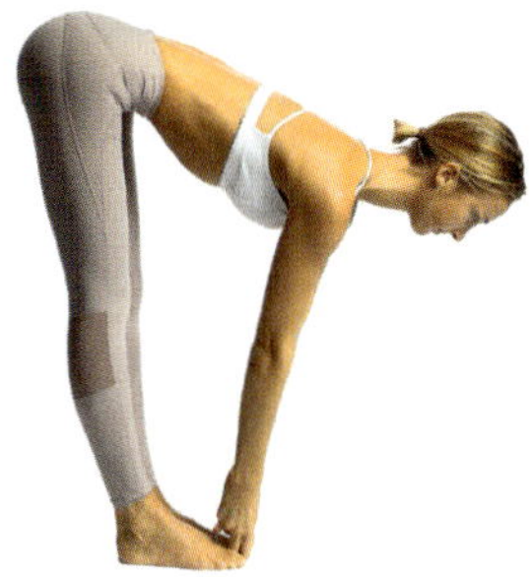

2

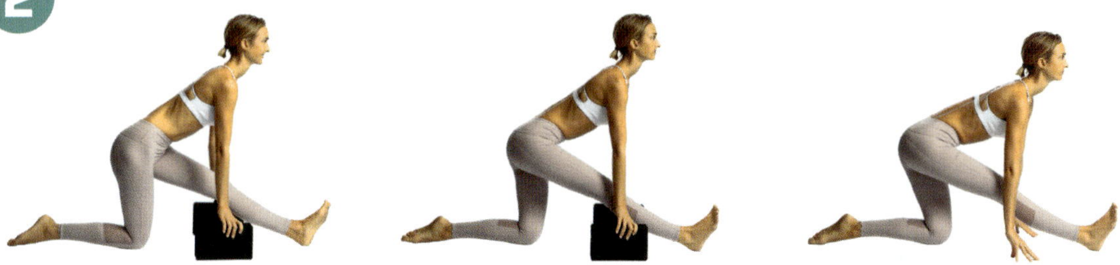

3

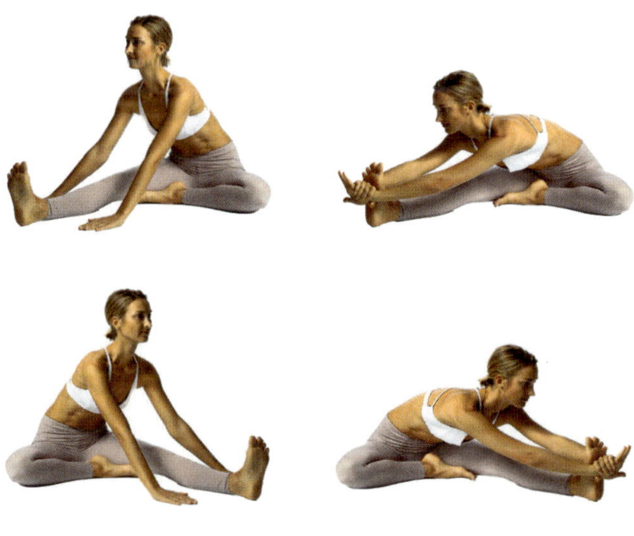

Einsteiger Workout 4

5–6 Minuten

1

Berg mit zusammengelegten Händen + vollständige Vorwärtsbeuge

Mit geschlossenen Beinen im Stand die Handflächen tief hinter dem Rücken aneinanderlegen, die Finger verschränken. Mit einer Einatmung die Arme strecken, mit einer Ausatmung den Oberkörper nach vorn beugen und die Arme weg vom Rücken nach vorn oben ziehen. Die Position 5 Atemzüge lang halten. Mit einer Ausatmung anschließend langsam den Rücken wieder zum Stehen aufrollen.

Alternative: Die Knie beugen.

Drishti
Zur Nasenspitze

2

Intensive Dehnung der Beinrückseite

Im Stand in einer Schrittstellung beginnen, sodass ein Bein weiter vorn ist, beide Hüften sind auf gleicher Höhe. Mit einer Ausatmung den Oberkörper nach vorn beugen. Die Fingerspizen auf dem Boden platzieren. Die Position 5 Atemzüge lang halten, anschließend bei einer Einatmung wieder aufrichten. Mit dem anderen Bein vorn wiederholen.

Alternative: Die Hände auf das Schienbein legen.

Drishti
Zur Nasenspitze

3

Reiter

In einem Ausfallschritt das rechte Knie auf den Boden absenken und die Hüften bei einer Ausatmung nach vorn schieben. Die Dehnung 5 Atemzüge lang halten. Zurückkommen, die Beinposition wechseln und auf der anderen Seite wiederholen.

Alternative: Ein Kissen unter das Knie am Boden legen.

Drishti
Zur Nasenspitze

1

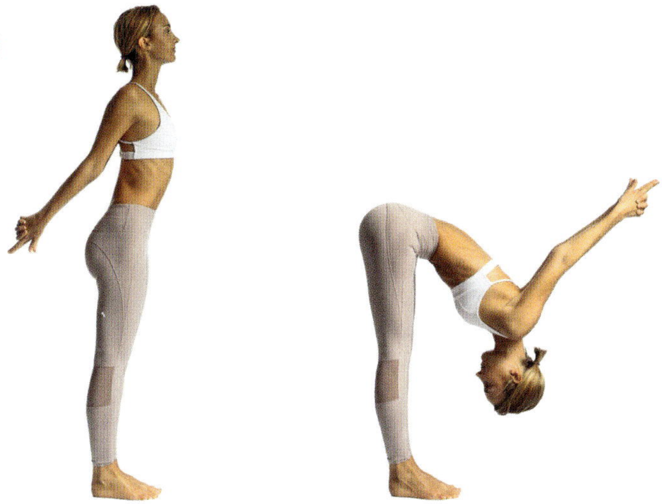

2

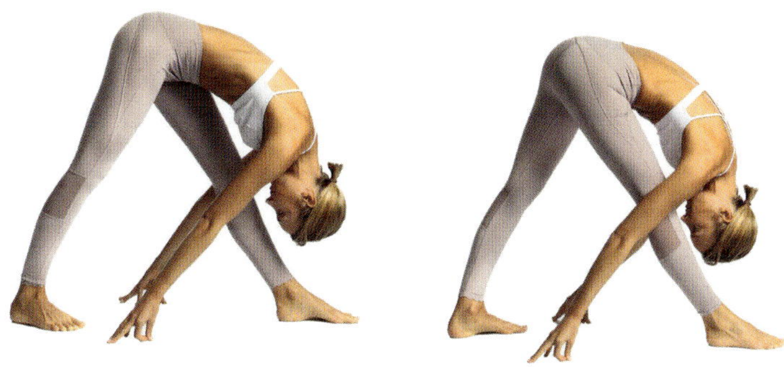

3

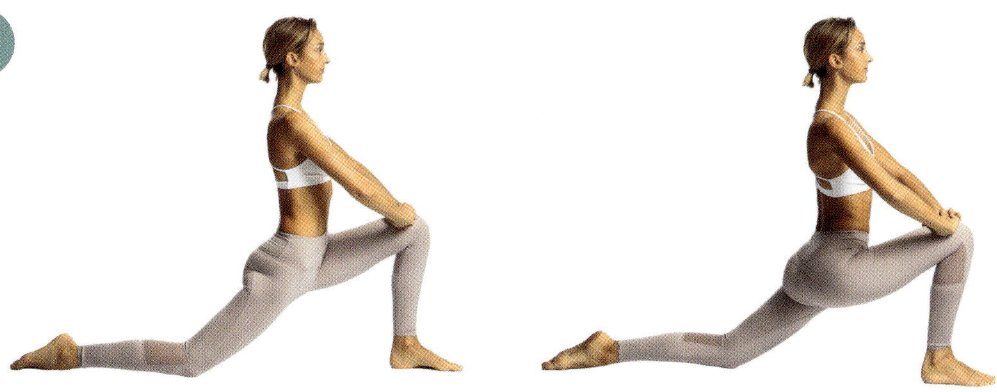

Einsteiger Workout 5

5–6 Minuten

1

Tiefe Hocke

Die Füße etwas mehr als beckenbreit öffnen. Beide Beine beugen und das Gesäß senken, bis Sie in der gezeigten Stellung hocken. Dabei den Rücken gerade halten. Die Hände in die Gebetshaltung aneinanderlegen und mit den Ellenbogen die Knie weiter auseinanderdrücken. 5 Atemzüge lang halten, dann lösen.

Alternative: Einen Block unter das Gesäß legen.

Drishti
Zur Nasenspitze

2

Gestreckte Eidechse

In einen tiefen Ausfallschritt gehen, das rechte Knie auf dem Boden ablegen, den linken Fuß vorn so aufstellen, dass das Knie um 90 Grad gebeugt ist und die Ferse direkt unter dem Knie steht. Die Unterarme auf den Boden legen, sodass der linke Ellenbogen neben dem linken Fuß platziert ist. Das linke Knie leicht zur Seite schieben, um die Hüfte zu lockern. Die Dehnung 5 Atemzüge lang halten, anschließend die Position lösen, die Beinstellung wechseln und auf der anderen Seite wiederholen.

Alternative: Stützen Sie sich nur auf den Händen ab.

Drishti
Zur Nasenspitze

3

Hockstellung mit zur Seite gestrecktem Bein

Im seitlichen Ausfallschritt das Becken zum Boden absenken. Das Knie des gebeugten Beins in Richtung der Zehenspitzen ausrichten. Die Dehnung 5 Atemzüge lang halten, anschließend lösen und auf der anderen Seite wiederholen.

Drishti
Zum Fuß

1

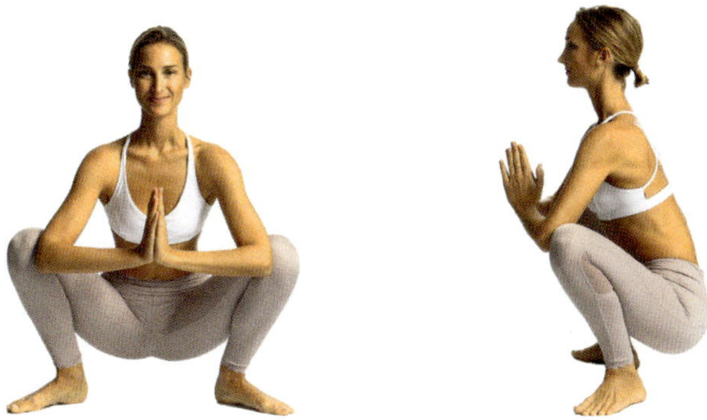

2

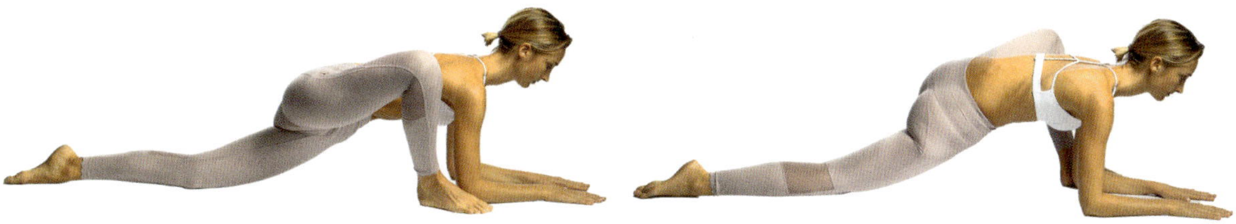

3

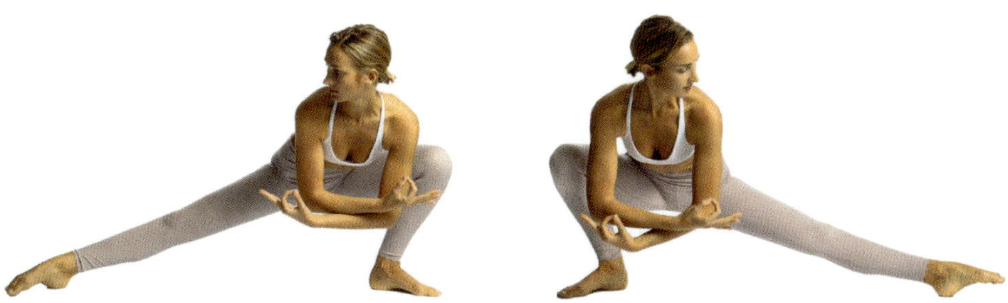

Fortgeschrittene Workout 6

5–6 Minuten

1

Halbe intensive Streckung

Im Stand die Füße schließen und die Beine strecken. Den Oberkörper mit über den Kopf gestreckten Armen aus der Hüfte ein Stück weit nach vorn lehnen, das Kinn ist leicht zurückgezogen. Die Position 3 Atemzüge lang halten, dann vollständig nach vorn beugen. Die gestreckte Position 5 Atemzüge lang halten und bei einer Ausatmung lösen. Die Hände auf die Hüften legen und mit einer Einatmung mit geradem Rücken aufrichten.

Alternative: Die Knie beugen.

Drishti
Zur Nasenspitze

2

Geschlossene Winkelhaltung

Auf den Boden setzen, die Fußsohlen nah am Schambein aneinanderlegen, die Knie weit zu beiden Seiten öffnen. Mit einer Einatmung den Oberkörper aufrichten und beim Ausatmen mit geradem Rücken nach vorn beugen. Die Dehnung 5 Atemzüge lang halten. Die Position mit einer Ausatmung lösen.

Drishti
Zum dritten Auge

3

Rechter Winkel

Im Sitzen die Beine so weit wie möglich zu beiden Seiten strecken und den Oberkörper bei einer Ausatmung nach vorn senken. Die Dehnung 5–10 Atemzüge lang halten. Mit einer Einatmung wieder aufrichten.

Drishti
Zum dritten Auge

1

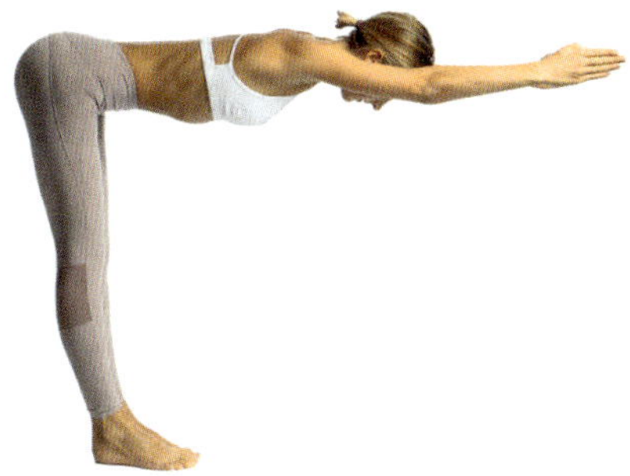

2

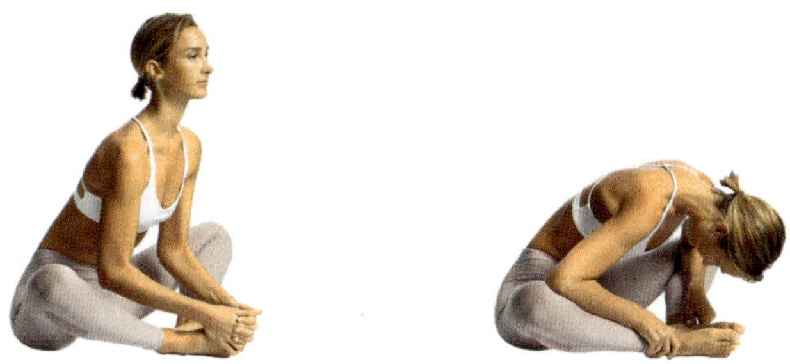

3

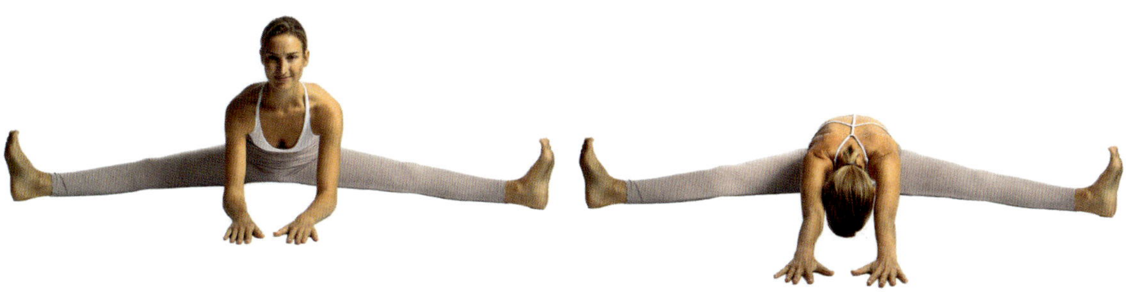

Fortgeschrittene Workout 7

5–6 Minuten

1

Vorwärtsbeuge im Sitzen

Im Sitzen beide Beine nach vorn ausstrecken, die Füße flexen, sodass die Zehen nach oben zeigen. Einatmen und den Rücken strecken, mit einem Ausatmen den Oberkörper nach vorn über die Beine absenken und die großen Zehen mit Zeige- und Mittelfinger fassen. Die Dehnung 5 vollständige Atemzyklen lang halten, dann die Position lösen. **Alternative:** Die Knie anbeugen.

Drishtis
Zu den Füßen oder zur Nasenspitze

2

Wiege

Das linke Bein nehmen und den linken Fuß in die rechte Ellenbeuge legen, den Unterschenkel mit den Unterarmen umfassen. 5 Atemzügen lang das Bein sanft nach rechts und links schaukeln, um die Hüfte zu öffnen. Die Position lösen und mit dem anderen Bein wiederholen.

Drishti
Zu den Zehen

3

Vorbereitung für den gestreckten seitlichen Winkel

In einen Ausfallschritt kommen, das rechte Knie am Boden ablegen. Den Oberkörper zum linken vorderen aufgestellten Bein neigen und die linke Hand am Boden vor dem linken Fuß platzieren. Einatmen und den rechten Arm heben, sodass er in der Verlängerung des Oberschenkels und Oberkörpers diagonal über den Kopf zieht. Die Dehnung 5 Atemzüge lang halten. Wenn möglich, einige Augenblicke lang den zweiten Arm in die gleiche Richtung strecken. Die Position mit einer Ausatmung lösen. Den Oberkörper wieder aufrichten und die Seite wechseln.

Drishti
Nach oben

1

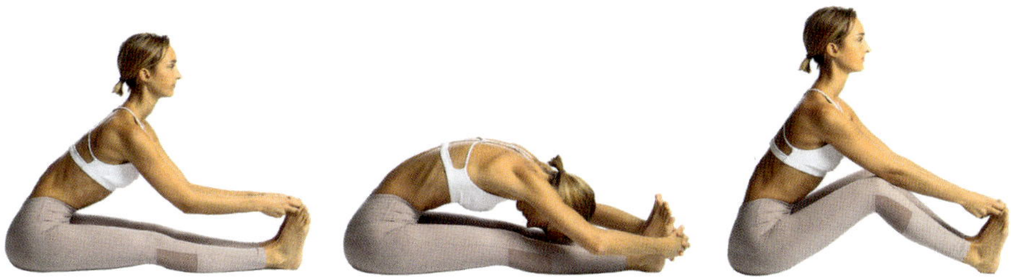

2

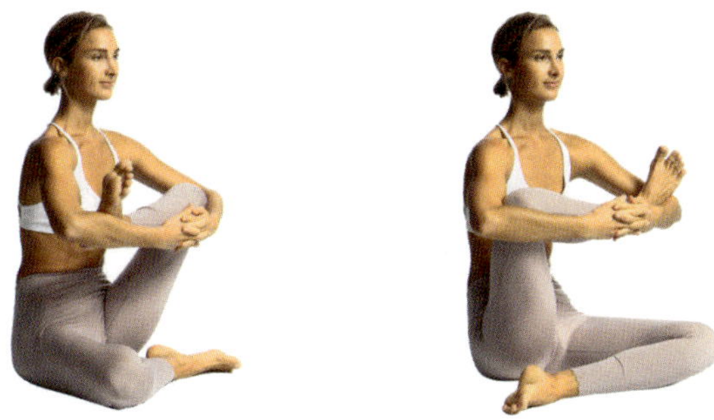

3

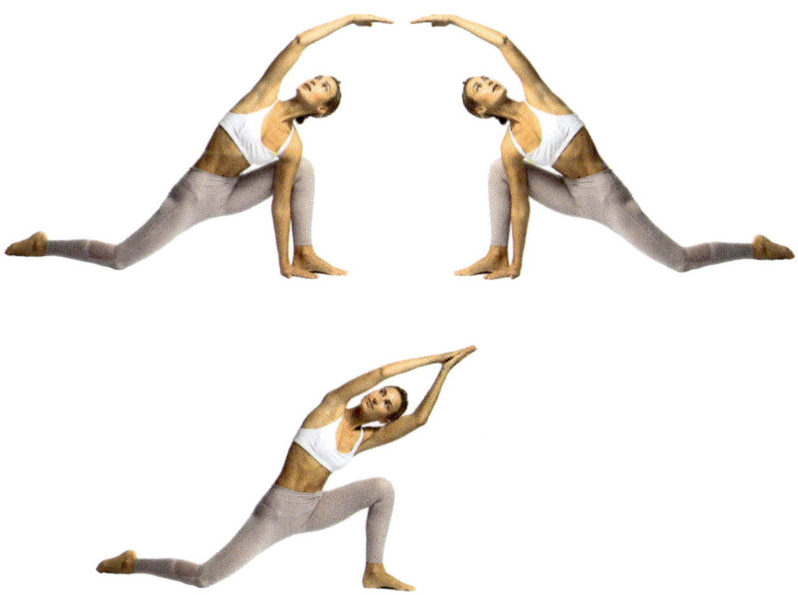

Fortgeschrittene Workout 8

5–6 Minuten

1

Schwan

Am Boden ein Bein nach hinten strecken, das vordere Bein anbeugen, die Hüften sind zum Boden ausgerichtet. Einatmen, den Oberkörper groß machen. Ausatmen und locker nach vorn sinken lassen.
Schwierige Alternative: Bei aufgerichtetem Oberkörper den Fuß des hinteren Beins greifen und die Dehnung 5 komplette Atemzyklen lang halten, dann die Übung auf der anderen Seite wiederholen.

Drishti
Zur Nasenspitze

2

Halber Kuhkopfsitz

Am Boden das rechte Bein nach vorn ausstrecken, das linke Bein anwinkeln und darüberschlagen, sodass beide Knie ungefähr übereinander liegen. Den Oberkörper vorbeugen und die Hände hinter der Fußsohle des ausgestreckten Beins verschränken. Die Dehnung 5 komplette Atemzyklen lang halten und auf der anderen Seite wiederholen.
Alternative: Legen Sie die Hände beidseits des Schienbeins ab.

Drishti
Zum Fuß

3

Sitzende Vorwärtsbeuge auf drei Gliedmaßen

Am Boden ein Bein strecken, den Fuß vorn flexen; das andere Bein anwinklen und mit dem Gesäß auf die Ferse setzen. Mit einer Ausatmung den Oberkörper nach vorn beugen und mit den Händen den geflexten Fuß umfassen. Den Oberkörper mit einer Einatmung wieder aufrichten und die Seite wechseln.
Alternative: Die Unterarme bei vorgeneigtem Oberkörper auf dem Boden ablegen. Einen Block unter das Gesäß legen.

Drishti
Zur Nasenspitze

1

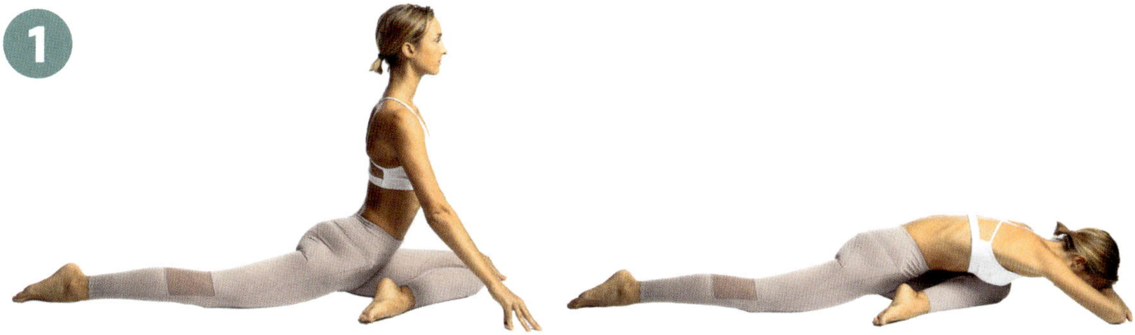

2

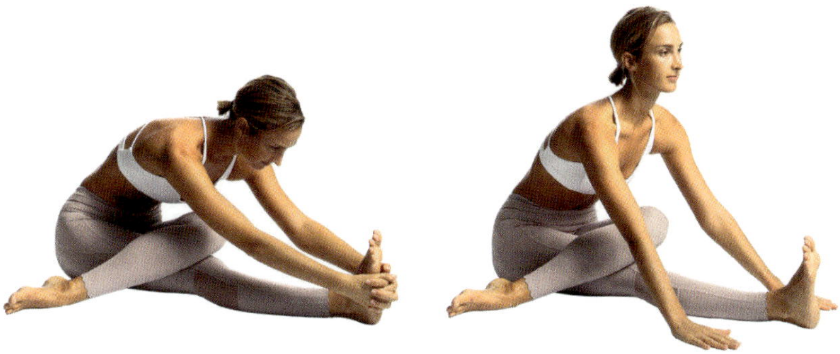

3

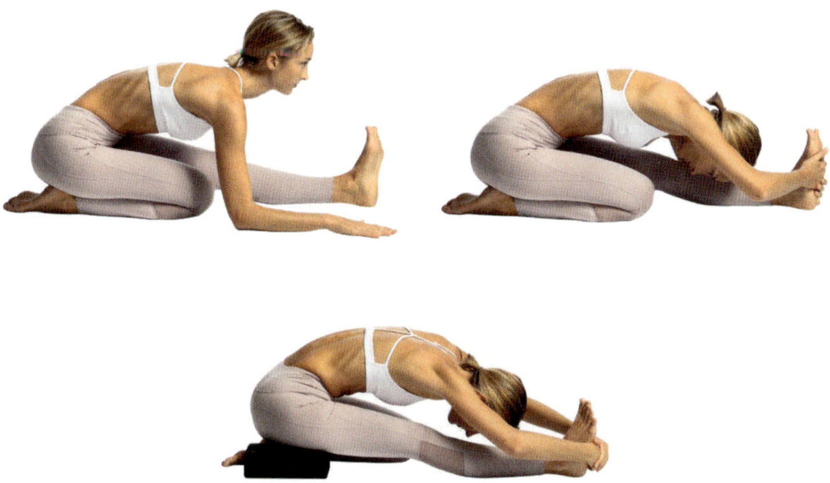

Fortgeschrittene **Workout 9** 5–6 Minuten

1

Stellung der Göttin

Im Stehen die Beine weit öffnen, die Fußspitzen zeigen nach außen. Die Knie beugen, bis sie sich über den Knöcheln befinden. Einatmen und die Arme angewinkelt anheben, die Schultern bleiben dabei unten, und die Schulterblätter sind zusammengezogen. Die Pose 5 Atemzüge lang halten, dann lösen. 3–5 mal wiederholen.

Drishti
Zur Nasenspitze

2

Kamel

Auf den Boden knien, das Gewicht ist gleichmäßig auf die Schienbeine verteilen. Die Hände unterhalb des Rückens anlegen, dabei die Ellenbogen zueinanderziehen. Einatmen, den Oberkörper lang machen. Ausatmen und das Becken nach vorn schieben, während sich der Oberkörper nach oben öffnet. Das Kinn zeigt eher zur Brust. Die Position 2 Atemzüge lang halten, dann aufrichten.
Schwierige Alternative: Die Hände auf die Fersen legen.

Drishti
Zum dritten Auge

3

Seitliche Kopf-Knie-Stellung

Auf den Boden setzen, das linke Bein zur Seite strecken, das rechte Bein einschlagen und den rechten Fuß nah am Schambein an den Oberschenkel legen. Einatmen, den Oberkörper lang machen und den rechten Arm nach oben strecken. Ausatmen, den Oberkörper mit nach oben gestrecktem Arm zum gestreckten linken Bein neigen, dabei den Brustkorb nach oben öffnen. Den linken Fuß mit der linken Hand greifen. Die Position 5 komplette Atemzyklen lang halten, dann lösen und zur anderen Seite wechseln.

Drishti
Nach oben

1

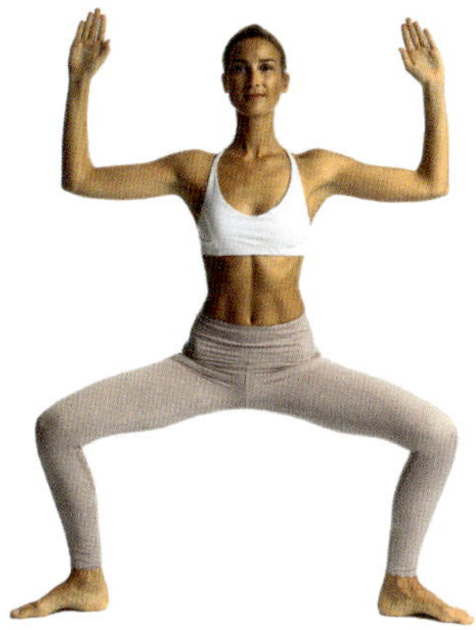

2

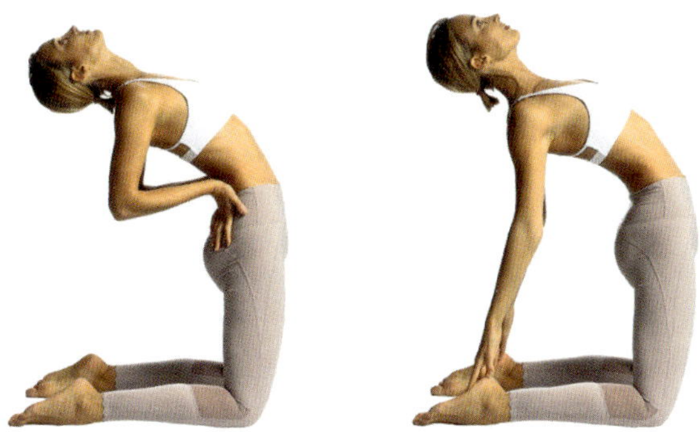

3

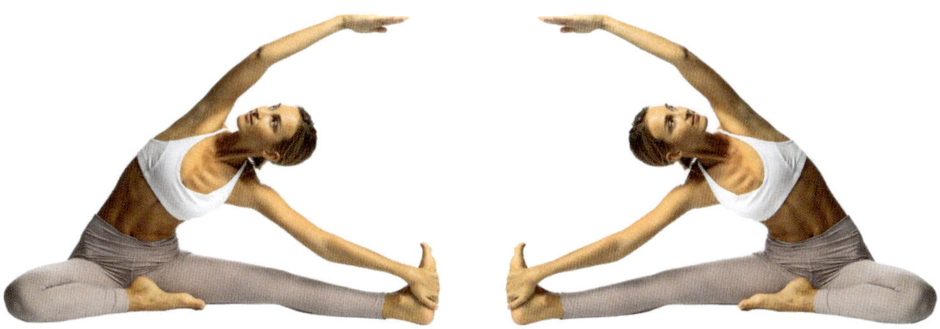

Fortgeschrittene Workout 10

5–6 Minuten

1

Beine in der Kuhkopf-Stellung

Am Boden den rechten Oberschenkel über den linken Oberschenkel legen, bis die Knie aufeinanderliegen. Den Oberkörper mit einer Ausatmung nach vorn neigen, ohne dabei das Gesäß vom Boden zu heben. 5 Atemzüge lang halten, dann mit einer Einatmung wieder aufrichten. Die Beine andersherum überschlagen und wiederholen.

Drishti
Zur Nasenspitze

2

Intensive Dehnung im gebundenem halben Lotussitz

Am Boden das rechte Bein nach vorn ausstrecken. Den linken Fuß in die rechte Hüftbeuge legen. Einatmen, den Oberkörper lang machen. Ausatmen, nach vorn beugen und mit der rechten Hand den rechten Fuß umfassen. Mit der hinter dem Rücken vorbeigeführten linken Hand die große Zehe des linken Fußes greifen. 5 Atemzüge lang halten, dann mit einer Einatmung wieder aufrichten. Die Beine wechseln und auf der anderen Seite wiederholen.

Alternative: Die Hände zu beiden Seiten des gestreckten Beins auf den Boden legen.

Drishti
Zur Nasenspitze

3

Dehnung der rückseitigen Oberschenkelmuskeln

Auf den Rücken legen, beide Beine auf dem Boden ausstrecken. Das rechte Bein anbeugen und die große Zehe mit der rechten Hand fassen. Einatmen, das Bein nach oben ausstrecken. Ausatmen und das Bein zur Seite ziehen, wobei das Becken gegen den Boden gedrückt bleibt 5 Atemzüge lang halten, dann mit dem anderen Bein wiederholen.

Alternative: Das Knie gebeugt lassen.

Drishti
Zur Nasenspitze

1

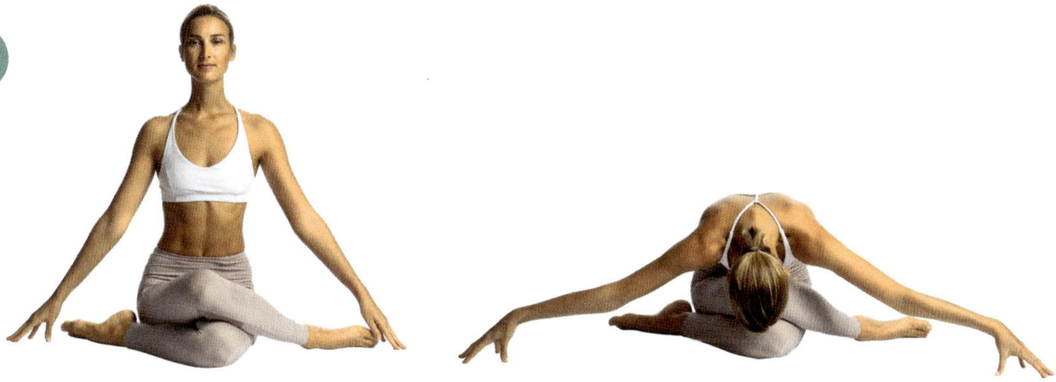

2

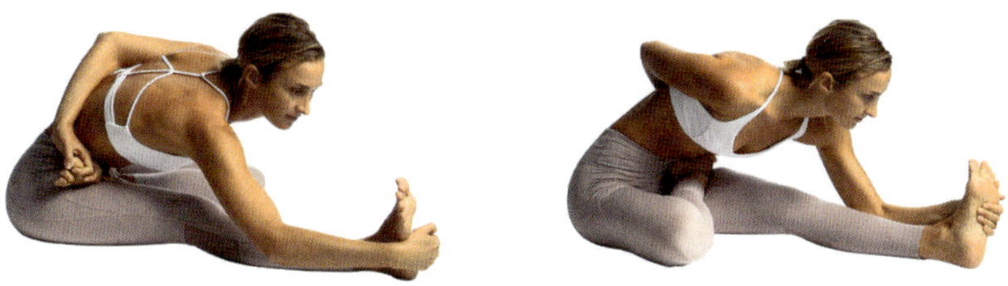

3

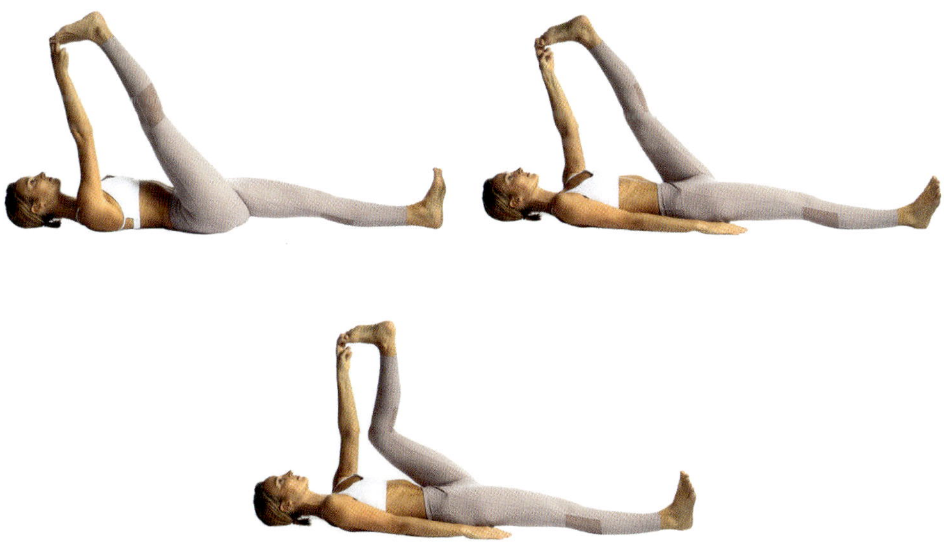

Fortgeschrittene **Workout 11**

5–6 Minuten

1

Kuhgesicht

Am Boden die Beine so überschlagen, dass die Knie aufeinanderliegen. Einen Arm nach oben strecken, den anderen Arm hinter den Rücken nehmen. Die Ellenbogen beugen und die Hände zueinanderbringen, bis sie sich berühren. Die Finger verhaken. 5–10 Atemzüge lang halten, anschließend die Arme und die Beinposition wechseln.

Alternative: Einen Klotz unter das Gesäß legen und einen Gurt greifen, wenn sie sich nicht hinter dem Rücken zusammenführen lassen.

Drishti
Zum dritten Auge

2

Gestreckte Welpenhaltung

In den Vierfüßlerstand kommen. Die Hände nach vorn schieben, um den Oberkörper so nah wie möglich zum Boden zu bringen, wobei das Becken immer über den Knien bleiben soll. Die Position 5 Atemzüge lang halten, anschließend lösen. Bis zu 3 mal wiederholen.

Drishti
Zur Nasenspitze

3

Rad

Auf den Rücken legen, die Füße nah ans Gesäß bringen und die Handflächen so neben die Ohren legen, dass die Fingerspitzen zu den Füßen zeigen. Einatmen und das Becken nach oben schieben, gleichzeitig mit den Armen vom Boden wegdrücken. Brustkorb weit machen, den Nacken entspannen und 3–5 Atemzüge lang halten. Wer mag, kann dabei auf die Zehenspitzen gehen.

Alternative: Für die halbe Brücke das Becken vom Boden anheben und die Hüfte nach oben schieben. Einen Block unter dem unteren Rücken platzieren und ablegen.

Drishti
Zur Nasenspitze

1

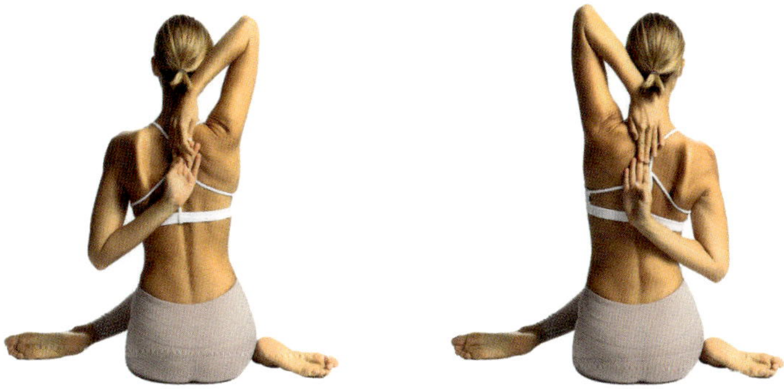

2

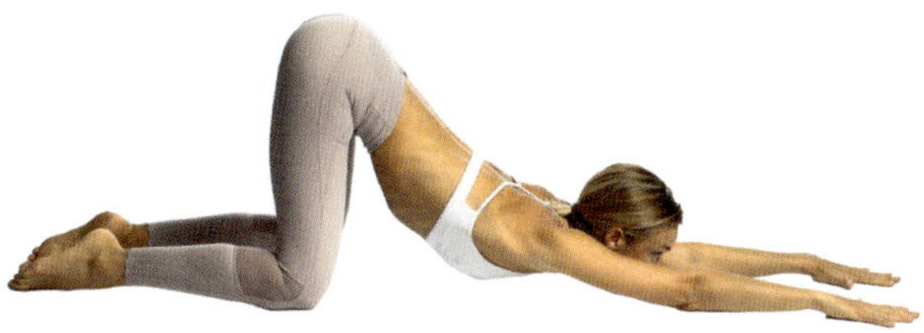

3

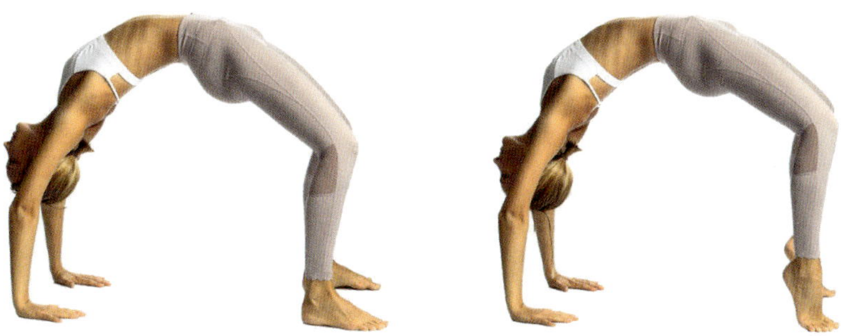

Fortgeschrittene **Workout 12** 5–6 Minuten

1

Dehnung der Hüftbeuger

Mit weit geöffneten Beinen aufstellen, die Füße sind parallel. Einatmen, dabei groß werden. Ausatmen, den Oberkörper nach vorn senken und jeweils mit Zeige- und Mittelfinger die großen Zehen greifen. Der Rücken bleibt von den Lendenwirbeln aus gerade, die Gesäßknochen zeigen nach oben. Die Position 5 Atemzüge lang halten, dann den geraden Rücken mit einer Einatmung wieder aufrichten.

Alternative: Blöcke unter die Hände legen.

Drishti
Zur Nasenspitze

2

Vorwärtsbeuge im Sitzen

Auf den Boden setzen, die Beine vorn ausstrecken. Einatmen, den Rücken in die Länge ziehen. Ausatmen und den Oberkörper nach vorn beugen. Die großen Zehen jeweils mit Zeige- und Mittelfinger greifen und die Dehnung 5 komplette Atemzyklen lang halten, dann die Position lösen. Bis zu 3 mal wiederholen.

Alternative: Die Beine gebeugt lassen.

Drishtis
Zu den Füßen oder zur Nasenspitze

3

Gebundene Vorbeuge

Auf den Boden setzen, das linke Bein nach vorn strecken, das rechte Bein anziehen und den Fuß aufstellen. Einatmen, den Oberkörper strecken. Ausatmen, den Oberkörper leicht nach vorn beugen und die Finger hinter dem Rücken greifen, dabei das rechte Bein mit dem Arm umfangen. Die Position 5 Atemzüge lang halten, anschließend lösen und die Übung auf der anderen Seite ausführen.

Alternative: Einen Gurt verwenden, um die Hände zusammenzubringen.

Drishti
Zur Nasenspitze

1

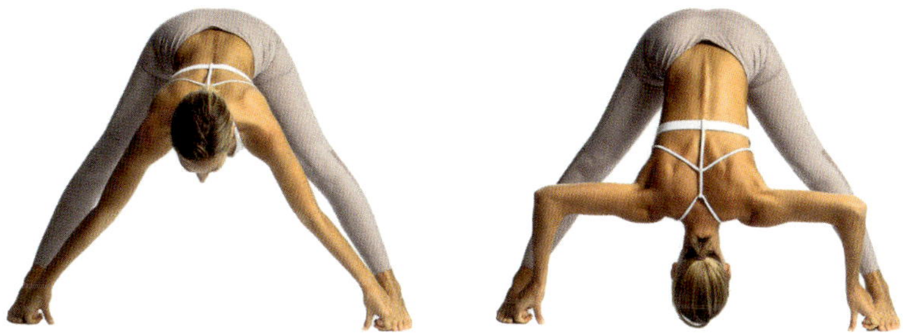

2

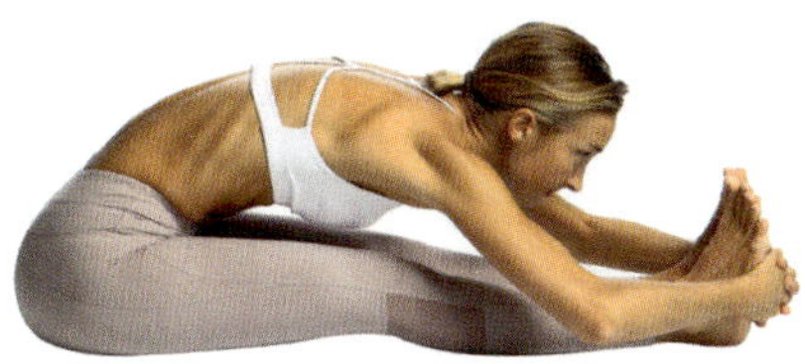

3

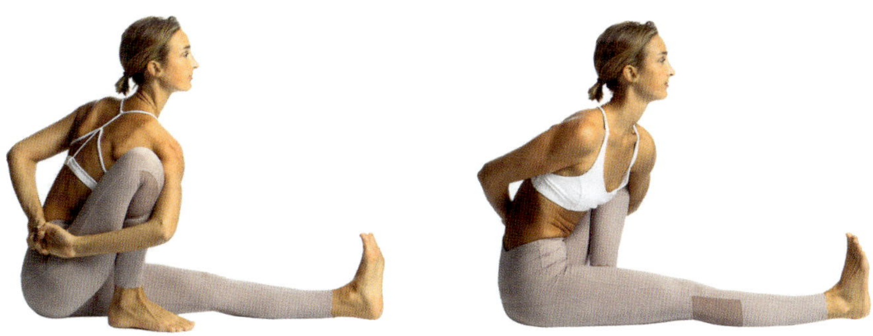

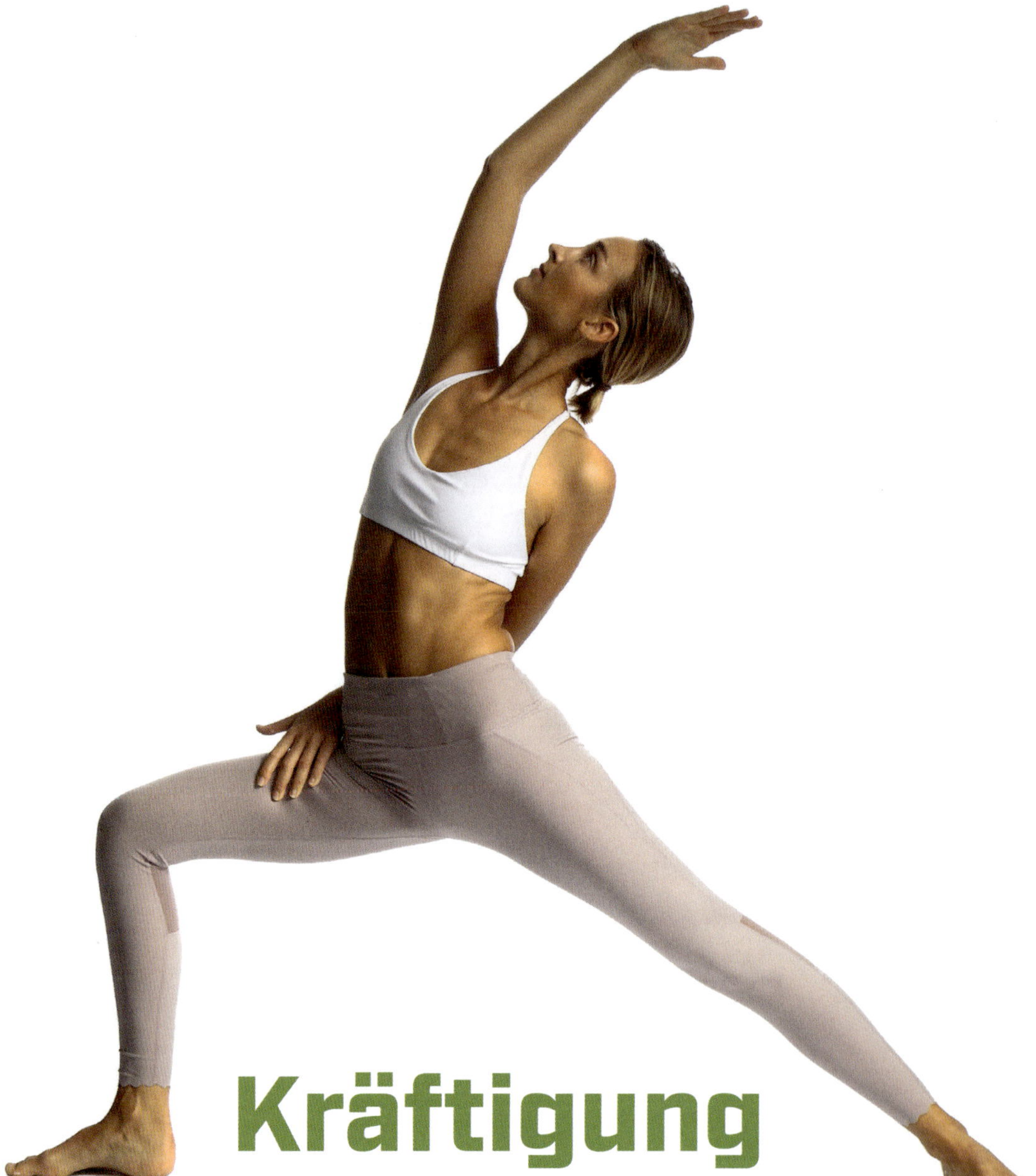

Kräftigung

Einsteiger

Fortgeschrittene

Einsteiger Workout 1

5–6 Minuten

1

Stuhl

Im Stehen die Füße schließen, die Arme schulterbreit nach oben strecken. Ausatmen und das Gesäß senken wie beim Absetzen auf einen Stuhl. Die Pose 5 Atemzüge lang halten, dann wieder lösen. 3 mal wiederholen.

Drishti
Zu den Daumen

2

Seitliches Brett

In die Liegestützposition kommen. Auf die linke Seite drehen, sodass nur noch die linke Hand stützt. Die Beine bleiben gestreckt, die Füße aufeinanderlegen. Der ganze Körper ist in einer langen Linie ausgerichtet. Beide Schultern stehen übereinander. Mit einer Einatmung den rechten freien Arm nach oben strecken. Die Position 5 Atemzüge lang halten. Für einige Sekunden lösen. Auf jeder Seite 3 mal wiederholen.
Alternative: Das Knie des unteren Beins am Boden aufstützen.

Drishti
Zum oberen Daumen

3

Tiefe Boot-Stellung

Auf den Rücken legen. Den Bauch einziehen, die Beine strecken und ein paar Zentimeter vom Boden heben. Nun die Schultern und den Oberkörper anheben, ohne vom Nacken her zu ziehen. Den Blick auf die Zehen richten. In dieser Position 5 mal langsam ein- und ausatmen, dann lösen und ablegen. 3 mal wiederholen.

Drishti
Zu den Füßen

1

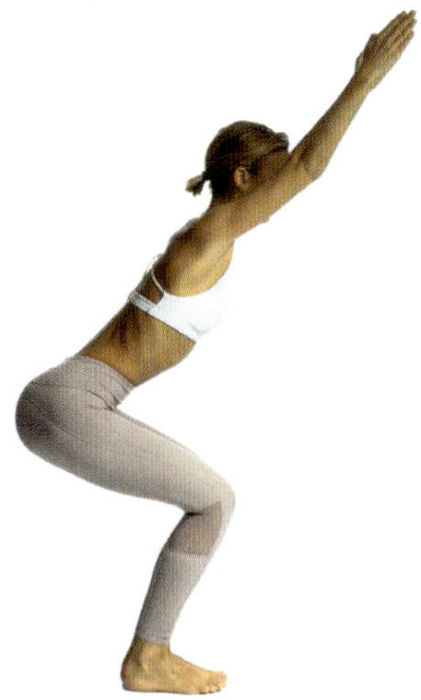

2

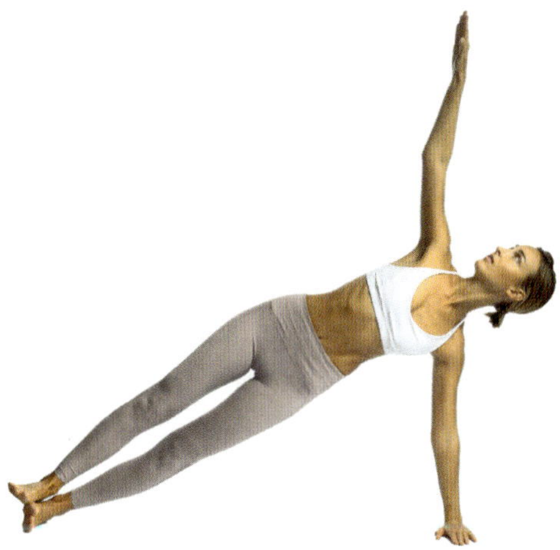

3

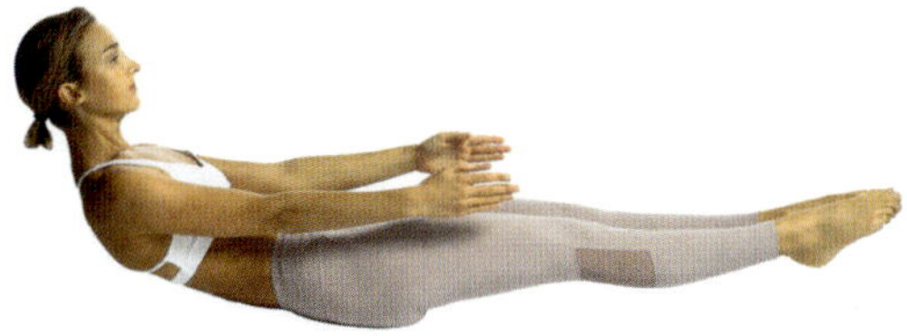

Einsteiger Workout 2

5–6 Minuten

1

Krieger 2

In einem Ausfallschritt den rechten Fuß um 90 Grad beugen, die Fußspitze zeigt nach vorn, und das rechte Knie beugen. Das linke Bein ist gestreckt, die Fußspitze zeigt zur Seite, sodass der Fuß auswärts gedreht ist, die Ferse steht am Boden. Beide Arme parallel zum Boden anheben. Der Blick geht über den rechten Arm nach vorn. Die Position 5 Atemzüge lang halten. Lösen und auf der anderen Seite wiederholen.

Drishti
Zur Hand

2

Seitlich abgestützter Crunch

Auf die Seite setzen und auf den rechten Unterarm abstützen. Die rechte Schulter ist über dem rechten Ellenbogen ausgerichtet, die rechte Handfläche liegt flach am Boden. Den linken Arm nach oben strecken. Mit einer Einatmung das Becken heben und das linke Knie nach oben öffnen. Mit einer Ausatmung das Knie zum Oberkörper ziehen und den linken Ellenbogen Richtung Knie. Die Position 2–5 Atemzüge lang halten, dann auflösen und die Übung auf der anderen Seite wiederholen.

Drishti
Zur Hand

3

Boot

Auf den Boden setzen und den Oberkörper nach hinten lehnen. Den Rücken dabei gerade halten. Beide Füße vom Boden heben, die Unterschenkel parallel zum Boden ausrichten. Beide Arme nach vorn strecken Richtung Füße, der Rücken bleibt gerade. Den Bauch nach innen oben ziehen; in dieser Position wird die Bauchmuskulatur stark aktiviert. Die Position 5 Atemzüge lang halten, dann lösen. 3 mal wiederholen.

Drishti
Zur Nasenspitze

1

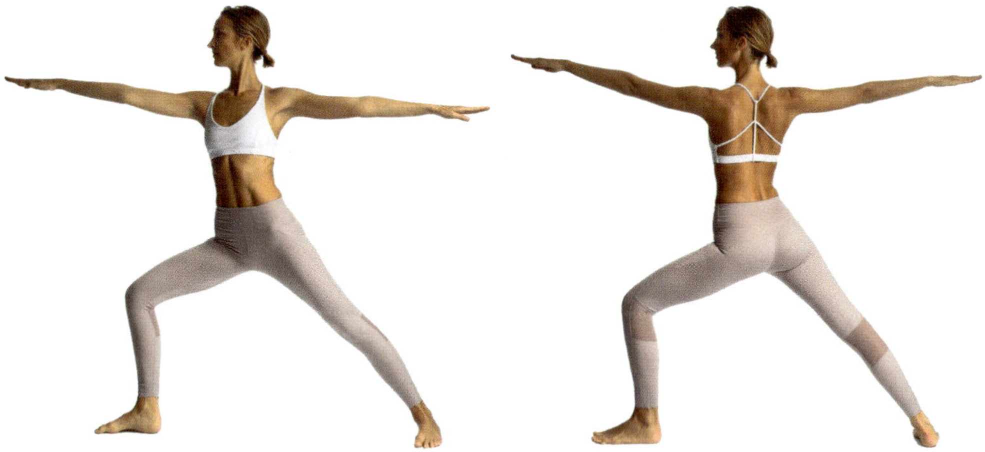

2

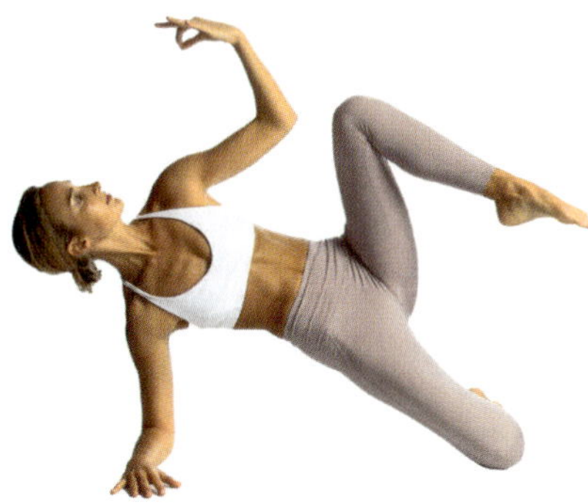

3

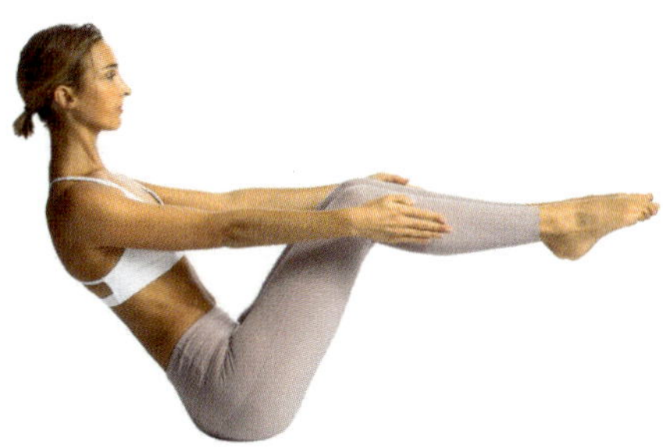

Einsteiger Workout 3

5–6 Minuten

1

Gestreckter seitlicher Winkel

Im Stehen die Beine zu einer Grätsche öffnen. Den rechten Fuß um 90 Grad ausdrehen und das rechte Knie um 90 Grad beugen; die Ferse befindet sich unter dem Knie. Das linke Bein bleibt gestreckt. Den rechten Ellenbogen auf das Knie ablegen und den linken Arm in Verlängerung des Oberkörpers nach oben über den Kopf strecken. 5 Atemzüge lang halten und auf der anderen Seite wiederholen.

Schwierigere Alternative: Die rechte Handfläche an der Innenseite des rechten Oberschenkels auf den Boden (oder auf einen Block) legen. Die Position 3 Atemzüge lang halten.

Drishti
Zur Hand

2

Brett mit abgelegten Knien

Im Vierfüßlerstand das Becken nach vorn schieben und die Hände unter den Schultern auf dem Boden platzieren. Die Körpermitte anspannen – Bauchdecke nach innen oben – und die Position 5 Atemzüge lang halten. Mit einer Einatmung lösen und insgesamt 3 mal hintereinander ausführen.

Drishti
Zum dritten Auge

3

Heuschrecke

Auf den Bauch legen und die Hände hinter dem Rücken verschränken. Die Arme, die Beine und den Oberkörper so hoch wie möglich vom Boden abheben, ohne den Nacken zu überstrecken. Den Blick gerade nach vorn richten. Die Position so lange wie möglich halten. 3 mal wiederholen.

Drishti
Zum dritten Auge

1

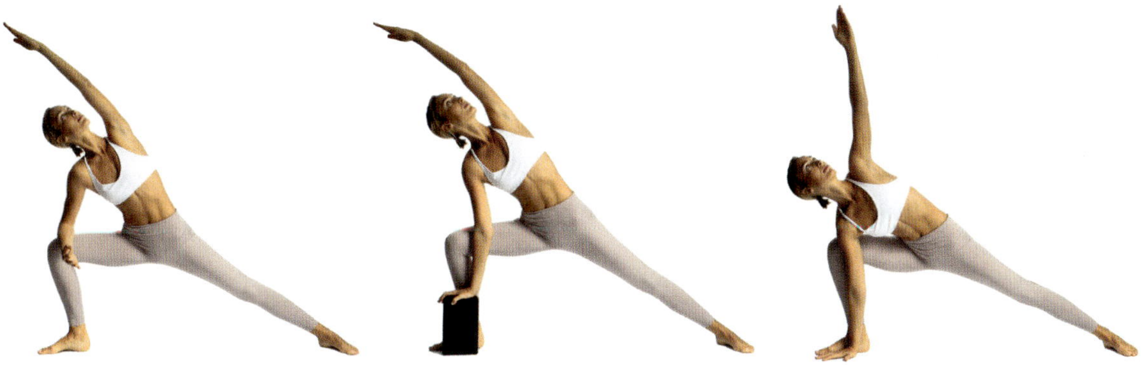

2

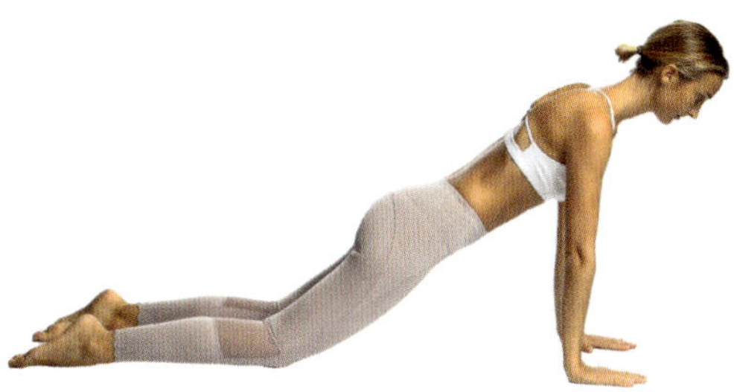

3

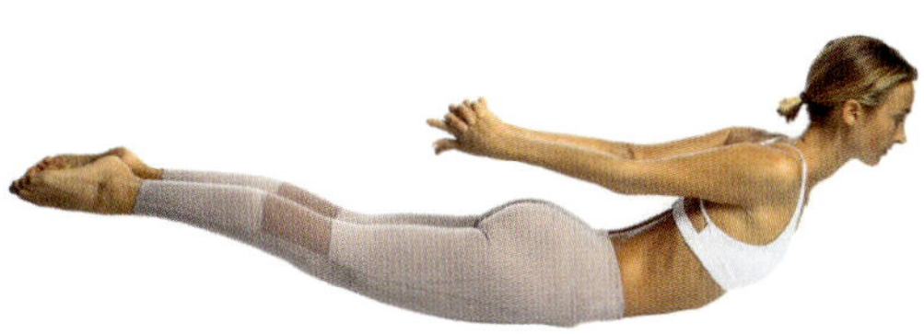

Einsteiger **Workout 4**

5–6 Minuten

1

Krieger 1

In einem Ausfallschritt das rechte Bein vorn 90 Grad beugen. Die Ferse steht unter dem Knie, die Hüften schieben nach vorn. Das hintere Bein strecken, die Ferse des hinteren Beins anheben. Beide Arme gestreckt nach oben heben. Die Position 5 Atemzüge lang halten. Mit einer Ausatmung lösen, die Beine wechseln und auf der anderen Seite wiederholen.

Drishti
Zur Nasenspitze

2

Gedrehtes Brett mit einer Hand

In der Brettstellung auf Unterarme und Knie stützen. Mit einer Einatmung den rechten Arm heben und das Gleichgewicht mindestens 2 Atemzüge lang halten, dann die Übung auf der anderen Seite ausführen. 3 mal wiederholen.

Schwierige Alternative: Die Knie vom Boden und die Beine komplett strecken, dann die Übung ausführen.

Drishti
Zur Hand

3

Brücke

Auf den Rücken legen, die Füße unter den Knien platzieren. Einatmen und das Becken nach oben schieben. Die Position 5 Atemzüge lang halten, dann den Rücken langsam auf den Boden abrollen. 3 mal wiederholen.

Drishti
Zur Nasenspitze

1

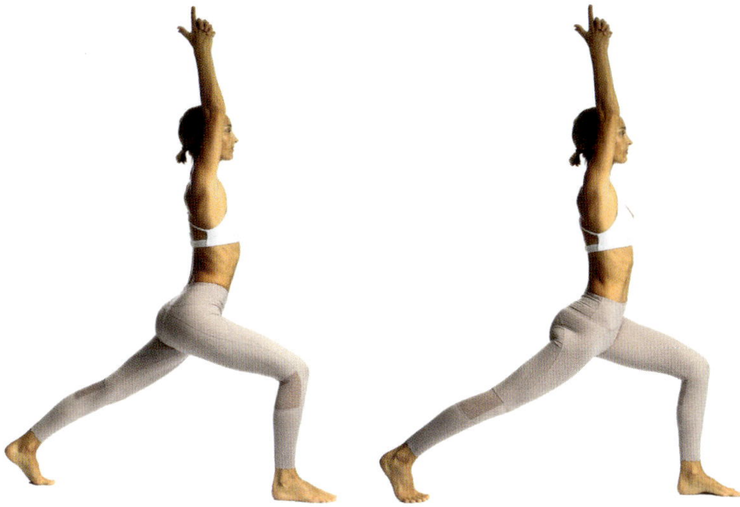

2

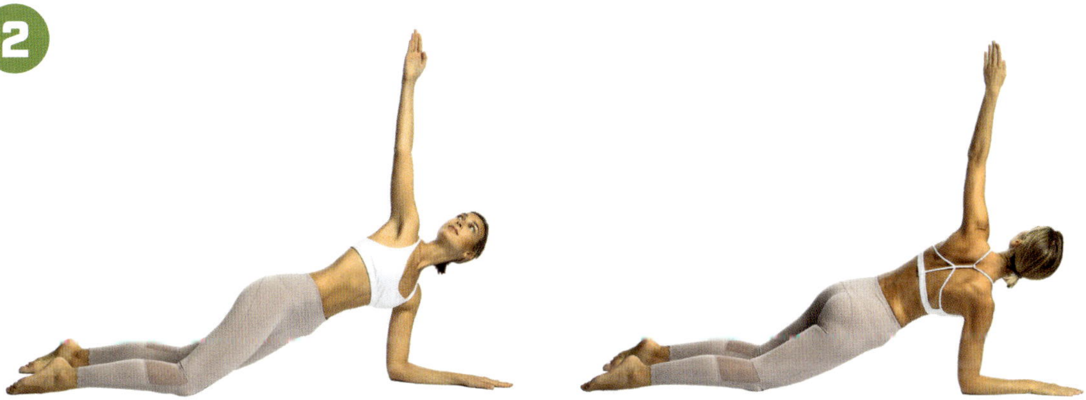

3

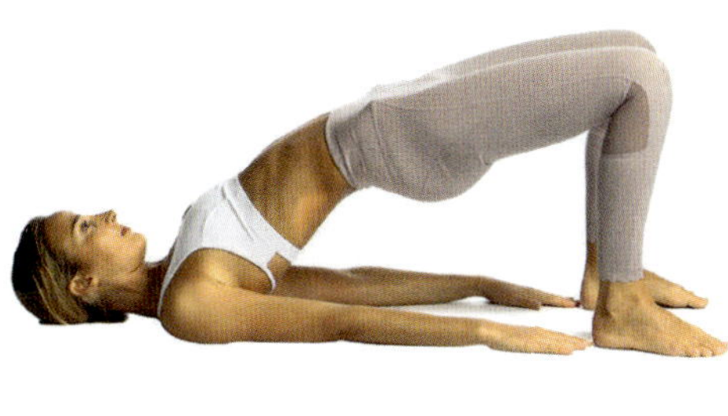

Einsteiger Workout 5

5–6 Minuten

1

Gedrehter Stuhl

Im Stehen die Beine schließen und das Gesäß in die Position Stuhl senken. Einatmen, die Handflächen zur Gebetshaltung aneinanderlegen. Mit einer Ausatmung den linken Ellenbogen an die Außenseite des rechten Knies bringen, den Oberkörper damit zur rechten Seite drehen. 5 Atemzüge lang in dieser Position bleiben, dann lösen und auf der anderen Seite ausführen.

Drishti
Nach oben

2

Gestütztes Brett auf der Seite

In ein seitliches Brett kommen, die rechte Hand stützt am Boden, die rechte Schulter darüber ausgerichtet. Mit einer Einatmung das Becken heben und das obere linke Bein vor das rechte Bein bringen, den linken Fuß vorn auf dem Boden aufstellen. Den linken Arm nach oben strecken. Die Position 5 Atemzüge lang halten. Anschließend auf der anderen Seite ausführen.

Drishti
Zum Daumen

3

Rückenlage mit gestreckt angehobenen Beinen und Armen

In der Rückenlage Arme und Beine in einem Winkel von 90 Grad nach oben strecken. Mit einer Einatmung senken Sie Beine und Arme auf 45 Grad. Die Position 2–5 Atemzüge lang halten, dann lösen. Die Übung 3 mal wiederholen.

Alternative: Die Beine im 90-Grad-Winkel gestreckt lassen.

Drishti
Zum dritten Auge

1

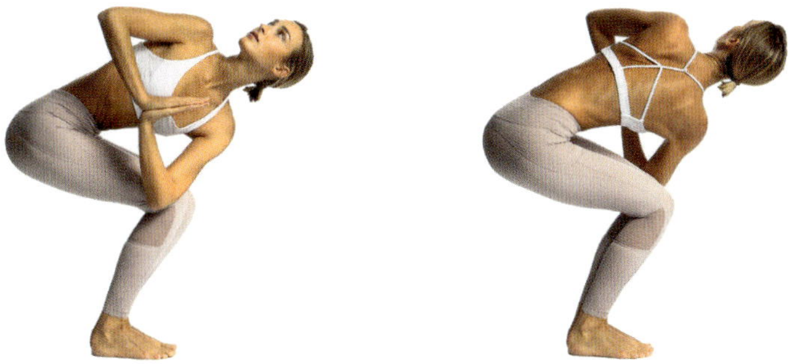

2

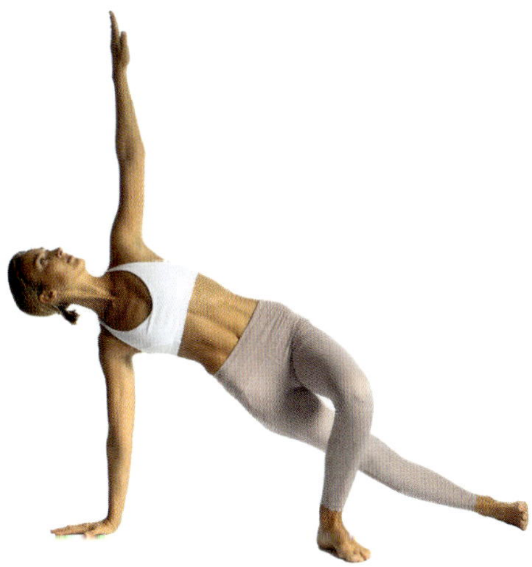

3

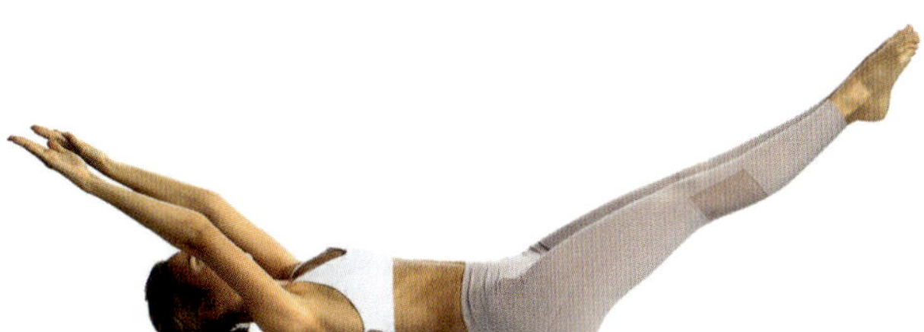

Fortgeschrittene Workout 6

5–6 Minuten

1

Vorbereitung auf den gedrehten seitlichen Winkel

Das linke Knie auf dem Boden ablegen, den rechten Fuß vorn mit angewinkeltem Bein aufstellen. Den linken Arm unter dem rechten Oberschenkel durchführen, den Oberkörper nach rechts drehen und beide Handflächen in der Gebetshaltung aneinanderlegen. Die Position einige Augenblicke lang halten. Wer sich damit wohlfühlt, streckt das linke Bein. In dieser Position 5 Atemzüge lang bleiben, dann lösen und die Übung auf der anderen Seite ausführen.

Alternative: Das Knie am Boden lassen.

Drishtis
Nach oben und zum Fuß

2

Brett mit den Armen in Rautenstellung

In ein Brett mit aufgesetzten Knien kommen. Die Fingerspitzen zueinander drehen. Ausatmen und die Arme beugen, wobei sich die Ellenbogen zur Seite öffnen. Die Bauchmuskeln anspannen und den Rücken gerade halten. Die Position 5 Atemzüge lang halten, dann lösen. 2–3 mal wiederholen.

Schwierige Alternative: Das Brett mit gestreckten Beinen ausführen.

Drishti
Zur Nasenspitze

3

Brücke auf einem Bein

Auf den Rücken legen, die Füße unter den Knien aufstellen. Einatmen, das Becken nach oben schieben und das rechte Bein nach oben strecken, den Fuß dabei ebenfalls strecken. Die Position 5 Atemzüge lang halten. Den Fuß zurück auf den Boden stellen und den Rücken langsam auf den Boden abrollen. Anschließend mit dem anderen Bein ausführen. 2 mal wiederholen.

Drishti
Zur Nasenspitze

1

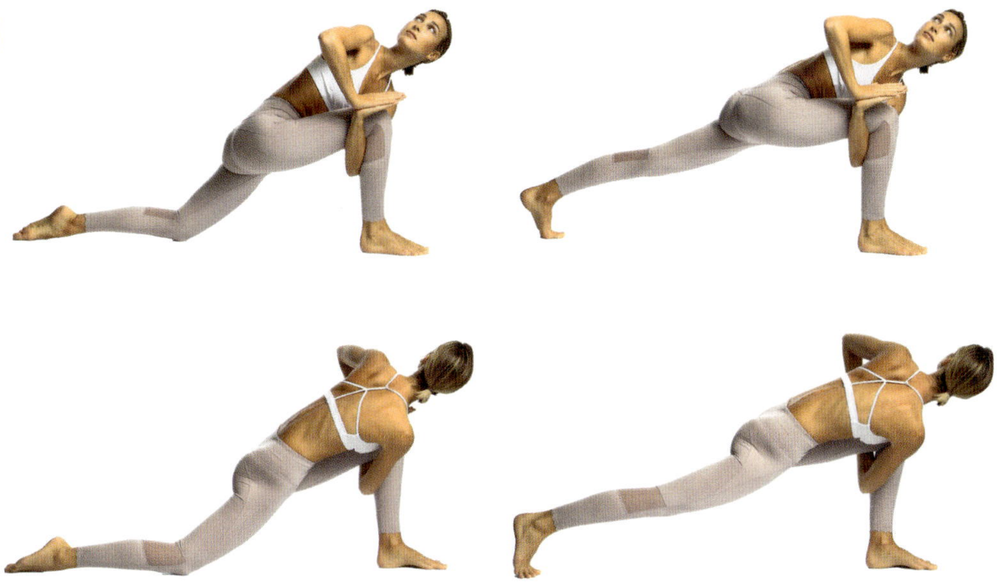

2

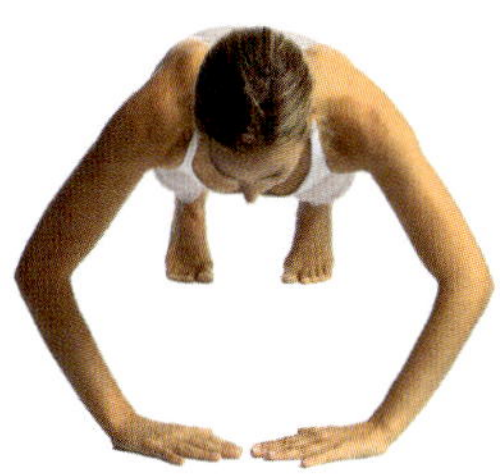

3

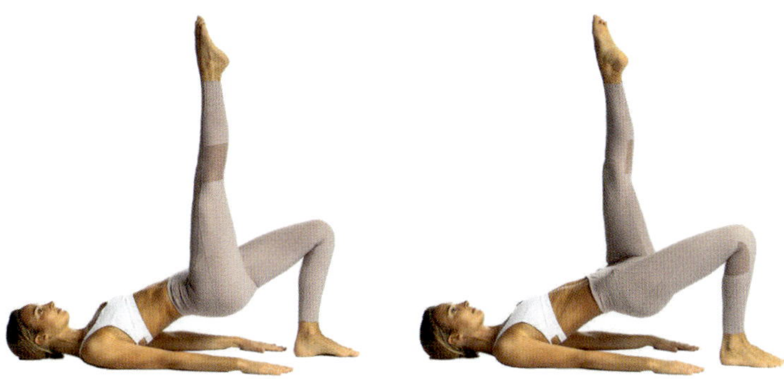

Fortgeschrittene Workout 7

5–6 Minuten

1

Hocke mit zur Seite gestrecktem Bein

Die Beine im Stand grätschen. Das linke Bein um 90 Grad beugen, bis sich das Knie auf Höhe der Hüfte befindet. Das rechte Bein bleibt gestreckt. Den Oberkörper nach vorn beugen, die Hände vor der Brust zusammenbringen. Die Position mindestens 2–5 Atemzüge lang halten, dann die Übung auf der anderen Seite ausführen. 2 mal wiederholen.

Drishti
Zur Nasenspitze

2

Gestrecktes Brett auf zwei Stützpunkten

In ein Brett kommen, Hände und Füße aufgestellt, das Becken mit dem Rücken in einer Linie ausgerichtet. Den rechten Arm anheben, anschließend auch den linken Fuß. Das Gleichgewicht mindestens 2 Atemzüge lang halten, dann die Übung auf der anderen Seite ausführen. 1–5 mal wiederholen.

Alternative: Die Knie auf dem Boden abstützen.

Drishti
Zur Nasenspitze

3

Gestreckte Brücke mit Drehung

Auf den Boden setzen, die Beine anwinkeln, die Hände hinten aufstützen und die Hüfte anheben. Einatmen und das rechte Bein strecken, die Hüfte dabei öffnen. Den linken Arm vom Boden lösen und nach oben strecken. Der Oberkörper dreht sich dadurch etwas auf die rechte Seite zum gestreckten Bein. Die ganze vordere Körperseite ist lang gestreckt. Die Position 3 Atemzüge lang halten, dann die Übung zur anderen Seite ausführen.

Drishti
Zur Nasenspitze

1

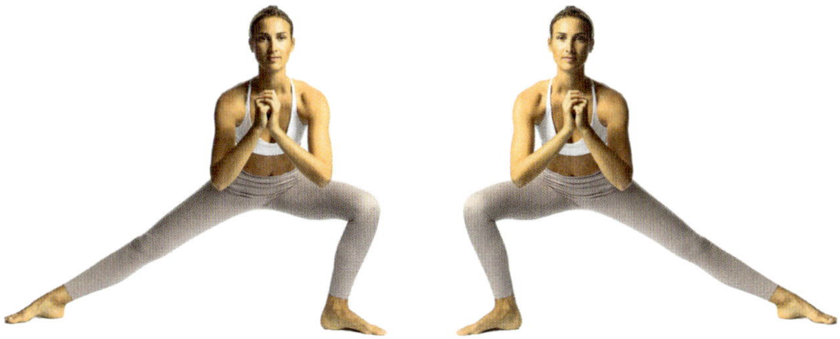

2

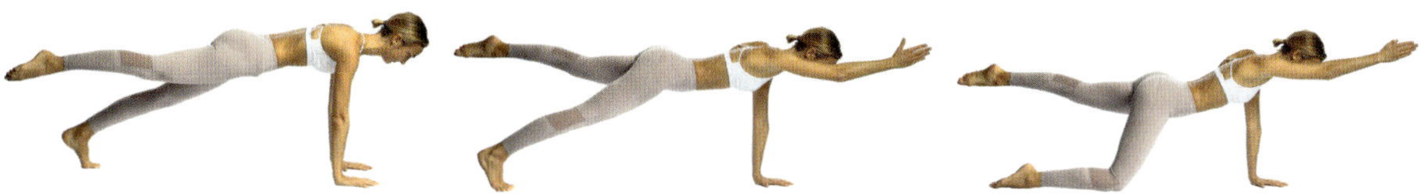

3

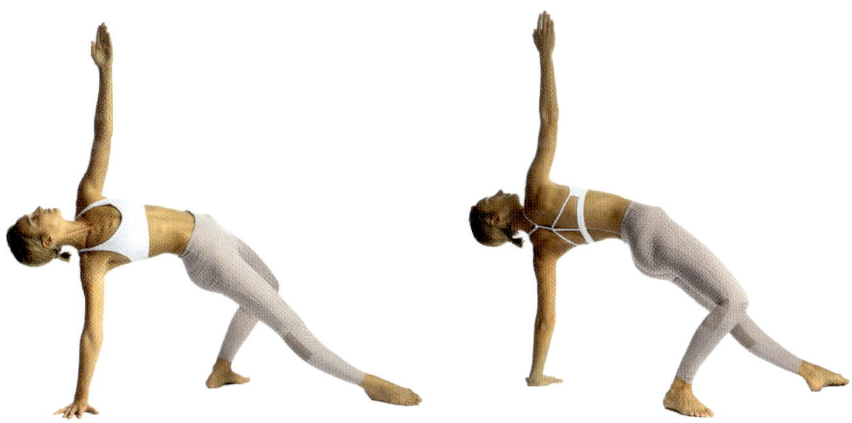

Fortgeschrittene **Workout 8**

5–6 Minuten

1

Zurückgeneigter Krieger, halb gebunden

Im Ausfallschritt das rechte Bein um 90 Grad beugen, das linke Bein nach hinten strecken, den linken Fuß im Winkel von 90 Grad zur Seite öffnen. Einatmen und den rechten Arm nach oben heben und weiter nach hinten lehnen. Den linken Arm hinter dem Rücken vorbeiführen und mit der linken Hand den rechten Oberschenkel greifen. Die Position mindestens 2 Atemzüge lang halten, anschließend auf der anderen Seite ausführen.

Alternative: Die Hand auf den unteren Rücken legen statt an den Oberschenkel.

Drishti
Zur Hand

2

Großer Winkel

In einer Grätsche im Stehen die Beine weit öffnen. Den linken Fuß zur Seite ausdrehen und das linke Knie so weit beugen, bis das Knie über dem Knöchel ausgerichtet ist; das rechte Bein bleibt gestreckt. Den Oberkörper gestreckt etwas nach vorn neigen, den linken Arm unter dem linken Oberschenkel durchführen und die Hände hinter dem unteren Rücken greifen. Die Position 5 Atemzüge lang halten, dann die Übung auf der anderen Seite ausführen.

Drishti
Nach oben

3

Krähe

In der tiefen Hocke die Hände unter den Schultern flach auf den Boden stellen. Die Knie Richtung Achselhöhlen bringen und an den Oberarmen anlegen. Das Gewicht auf die Hände verlagern und die Füße vom Boden lösen und Richtung Gesäß nehmen.

Drishti
Zur Nasenspitze

1

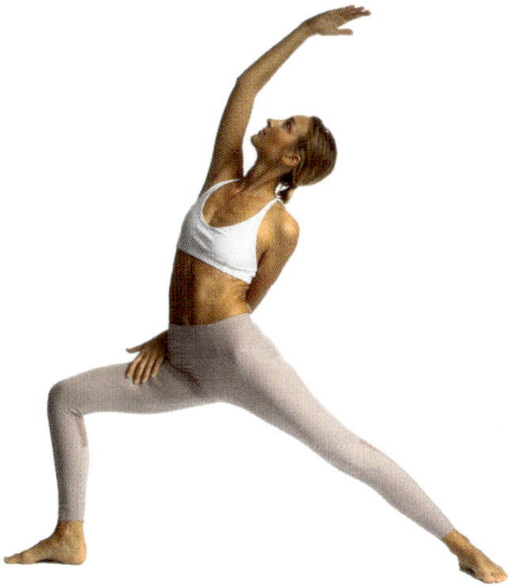

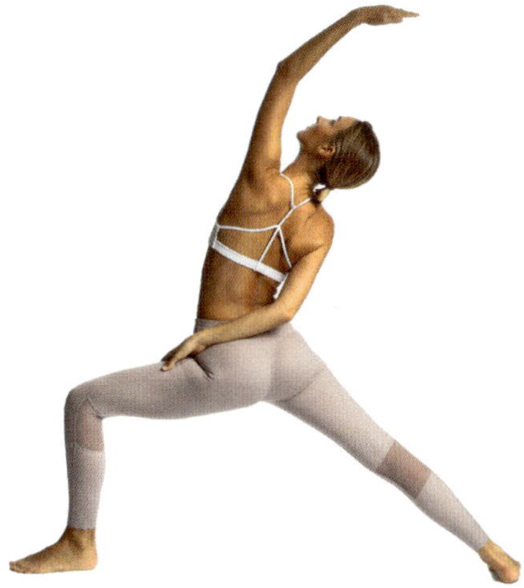

2

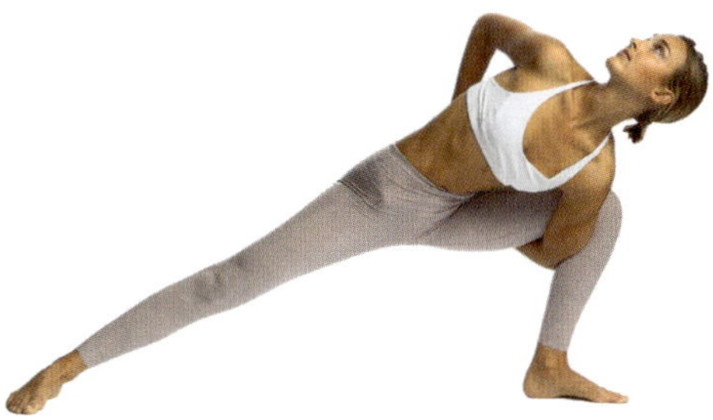

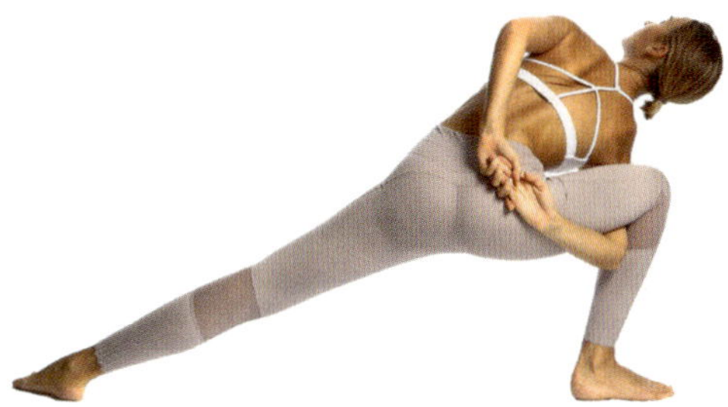

3

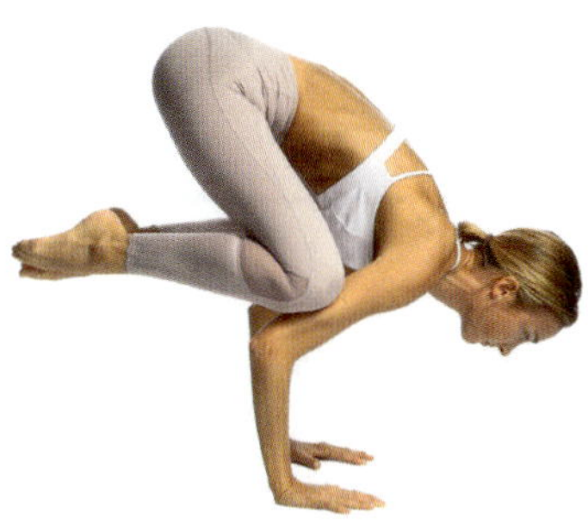

Fortgeschrittene Workout 9

5–6 Minuten

1

Gedrehter Reiter

In einen Ausfallschritt kommen, das rechte Bein vorn. Die linke Hand auf den Boden setzen und ausatmen. Den rechten Arm nach oben heben, dem Arm nachschauen und den Oberkörper damit zur rechten Seite drehen. Das Knie bleibt nah an der Brust, das linke Bein gestreckt. Die Position 5 Atemzüge lang halten, dann die Übung auf der anderen Seite ausführen.

Alternative: Das hintere Knie am Boden abstützen und/oder die Hand auf einen Block legen.

Drishti
Zur oberen Hand

2

Katze

In den Vierfüßlerstand gehen. Einatmen und das rechte Bein sowie den linken Arm gestreckt anheben. Ausatmen und Bein sowie Arm beugen und damit Kie und Ellenbogen unter dem Oberkörper zusammenbringen; der Rücken wird dabei rund. Den Bewegungsablauf 5 mal ausführen, dann die Seite wechseln.

Drishti
Zur Nasenspitze

3

Bauchübung in Rückenlage

Auf den Rücken legen. Einatmen und das linke Bein sowie den rechten Arm gestreckt nach oben führen. Ausatmen, die Schultern vom Boden lösen und die rechte Hand näher an den Fuß bringen. Dabei die Bauchmuskeln anspannen. Die Position 5 Atemzüge lang halten, dann auf der anderen Seite ausführen.

Alternative: Das angehobene Bein gebeugt lassen.

Drishti
Zur Nasenspitze

1

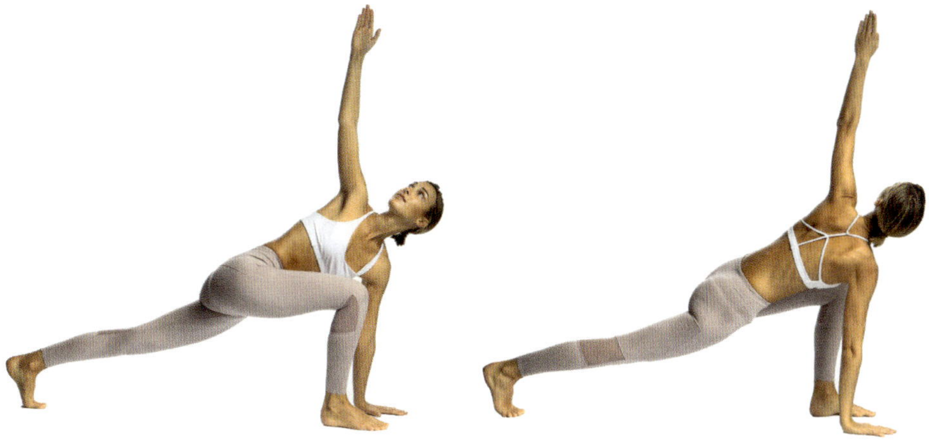

2

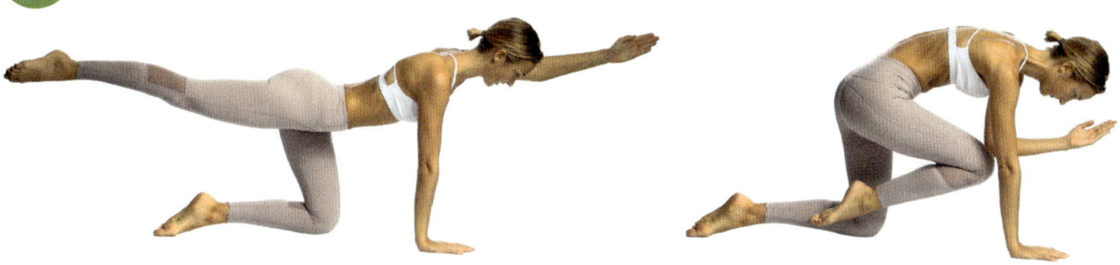

3

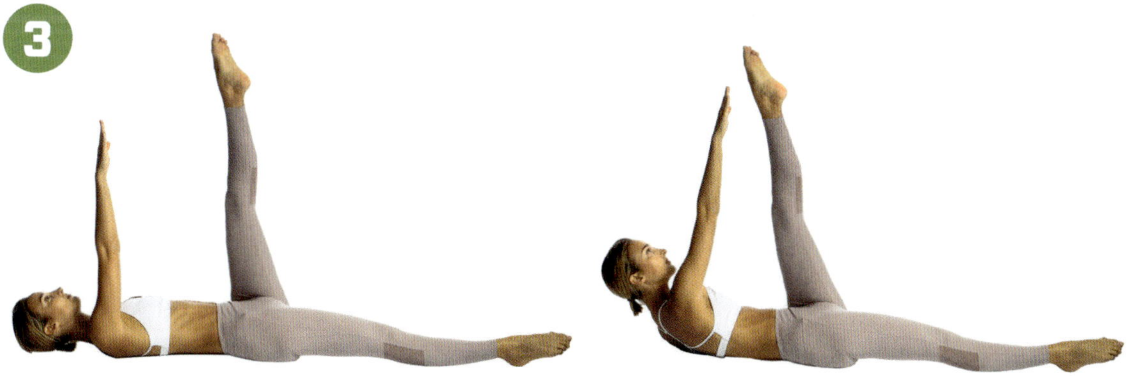

Fortgeschrittene **Workout 10** 5–6 Minuten

1

Tiger

In den Vierfüßlerstand kommen. Einatmen und das rechte Bein strecken, ausatmen und das rechte Knie in Richtung Stirn ziehen, dabei den Rücken rund machen. Das Bein wechseln. Die Bewegung auf jeder Seite 10 mal ausführen.

Drishti
Zur Nasenspitze

2

Windlösende Haltung

Auf den Rücken legen und mit einer Ausatmung beide Knie nah zur Brust ziehen. Versuchen, mit den Knien das Kinn zu berühren, ohne dabei die Halswirbel zu belasten, und dadurch mit den Oberschenkeln Druck auf den Bauch ausüben. Die Position 2 Atemzüge lang halten, dann mit einer Ausatmung lösen. 5 mal wiederholen.

Drishti
Zur Nasenspitze

3

Liegende Hand-zum-Fuß-Stellung

Auf den Rücken legen. Einatmen und das linke Bein gestreckt anheben, ausatmen und mit beiden Händen den Knöchel des linken Beins umfassen. Dabei die Schulterblätter vom Boden heben und die Bauchmuskeln anspannen. 5 Atemzüge lang in dieser Position bleiben, anschließend lösen und das Bein wechseln.

Alternative: Den Unterschenkel umfassen und das Bein leicht gebeugt lassen.

Drishti
Zur Nasenspitze

1

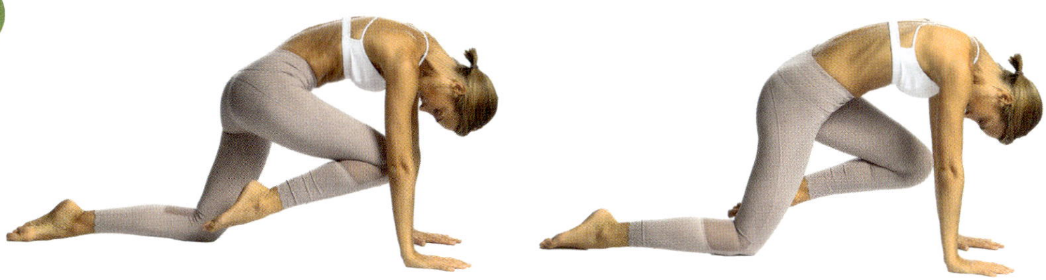

2

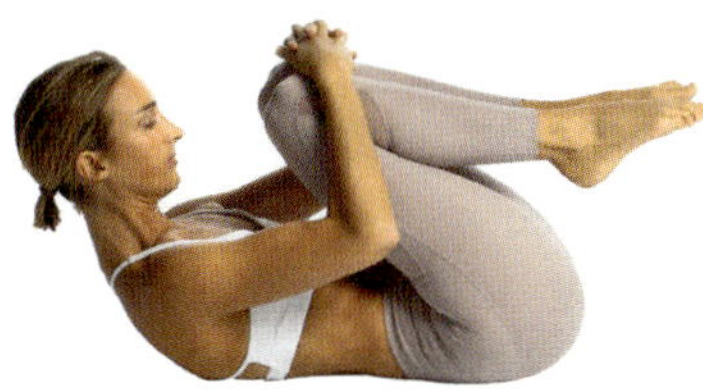

3

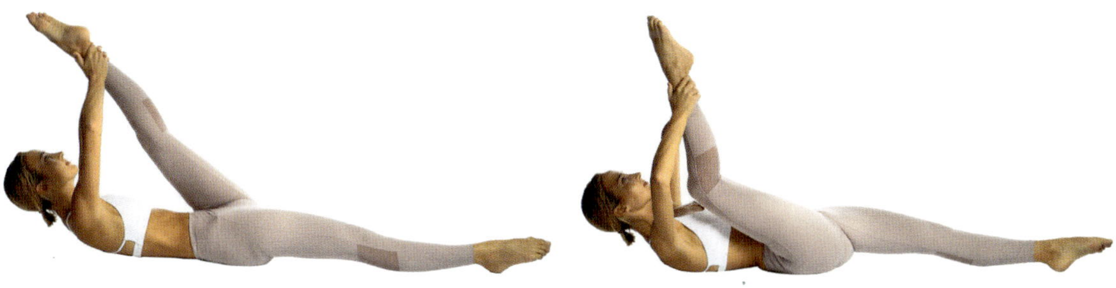

Fortgeschrittene Workout 11

5–6 Minuten

1

Hand-zu-Fuß-Haltung im seitlichen Brett

Im seitlichen Brett entweder auf Fuß und Hand oder auf Knie und Unterarm abstützen. Das obere Bein anheben, mit der oberen Hand die große Zehe greifen und das Bein mit einer Ausatmung strecken. Das Becken nach oben ausrichten. Die Position 3–5 Atemzüge lang halten, dann auf der anderen Seite ausführen. Bis zu 3 mal wiederholen.

Alternative: Das Knie mit der Hand zum Körper führen.

Drishti
Nach oben

2

Waage

In den Lotus- oder Schneidersitz kommen, die Hände beidseits der Knie flach auf den Boden legen. Ausatmen und das Gesäß vom Boden heben, dabei die Bauchmuskeln 5 Atemzüge lang anspannen. 3 mal wiederholen, dann die Beine andersherum überkreuzen und die Übung wiederholen.

Alternative: Die Hände auf Blöcke stützen.

Drishti
Zur Nasenspitze

3

Bogen

Auf den Bauch legen. Die Beine anwinkeln und Richtung Gesäß bringen. Von außen die Knöchel oder die Zehen fassen. Einatmen und die Füße in die Hände drücken, dabei den Oberkörper aufrichten. Ausatmen und lösen. Die Übung 5 mal wiederholen.

Drishti
Zum dritten Auge

1

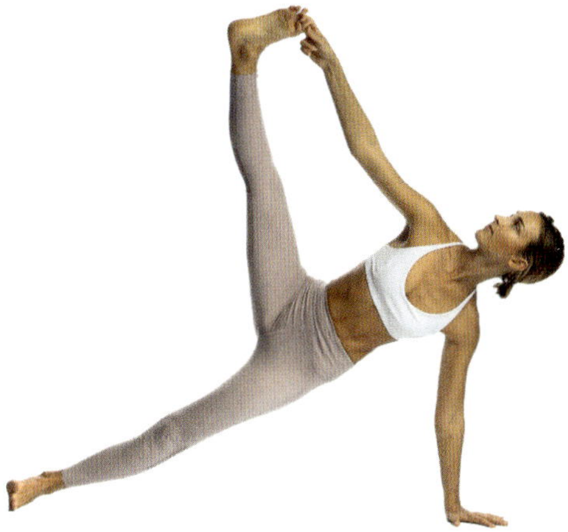

2

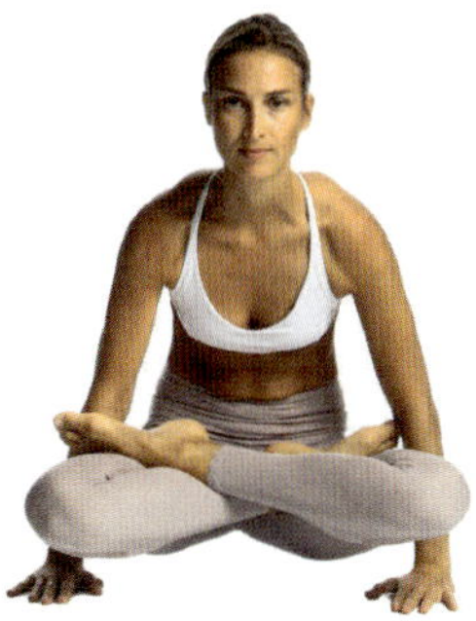

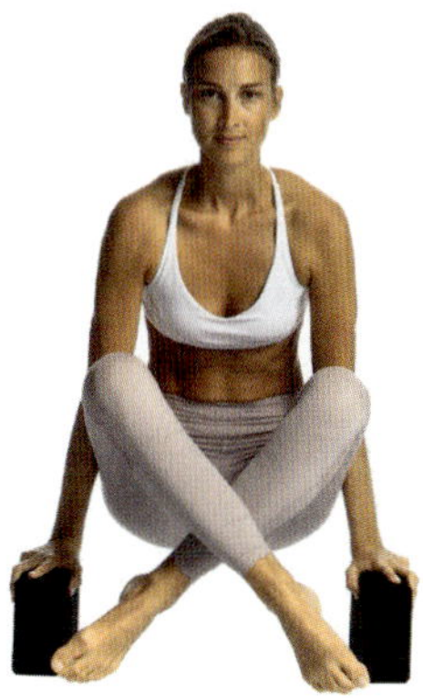

3

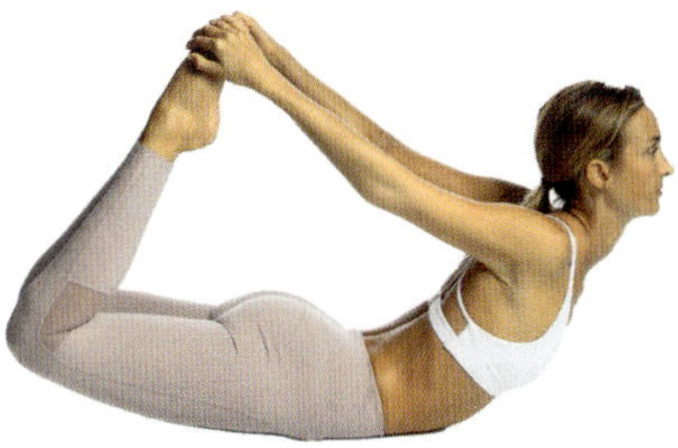

Fortgeschrittene Workout 12

5–6 Minuten

1

Gedrehter Halbmond

Im Stand einatmen, das linke Bein gestreckt nach hinten anheben und den Oberkörper gleichzeitig lang gestreckt nach vorn absenken, bis er, wie das Bein, parallel zum Boden ausgerichtet ist. Ausatmen und den rechten Arm gestreckt nach oben anheben, dem Arm nachschauen. Die Fingerspitzen der linken Hand berühren den Boden, beide Hüftknochen bleiben parallel zum Boden. Die Pose 3–5 Atemzüge lang halten, nach oben in den Stand zurückkommen und die Übung auf der anderen Seite ausführen.

Alternative: Die untere Hand auf einen Block stützen.

Drishti
Zur oberen Hand

2

Delfin

In den Vierfüßlerstand kommen, die Unterarme ablegen und die Beine strecken. Die Hüfte hebt sich, die Sitzknochen streben nach oben. Den Kopf senken und die Brust mit den Armen in Richtung der Füße schieben, um die Schulteröffnung zu intensivieren. Die Position 3 Atemzüge lang halten, dann lösen. 3 mal wiederholen.

Alternative: Die Beine leicht gebeugt lassen.

Drishti
Zur Nasenspitze

3

Schulterbrücke mit geöffneten Knien

Auf den Rücken legen, die Fersen nah am Gesäß aufstellen. Die Fußsohlen aneinanderlegen, die Knie weit öffnen. Einatmen, die Füße gegeneinanderdrücken und zuerst das Becken, dann den Rücken vom Boden abheben. 5 Atemzüge lang halten. Den Rücken langsam wieder auf den Boden legen und die Übung 3–5 mal wiederholen.

Drishti
Zur Nasenspitze

1

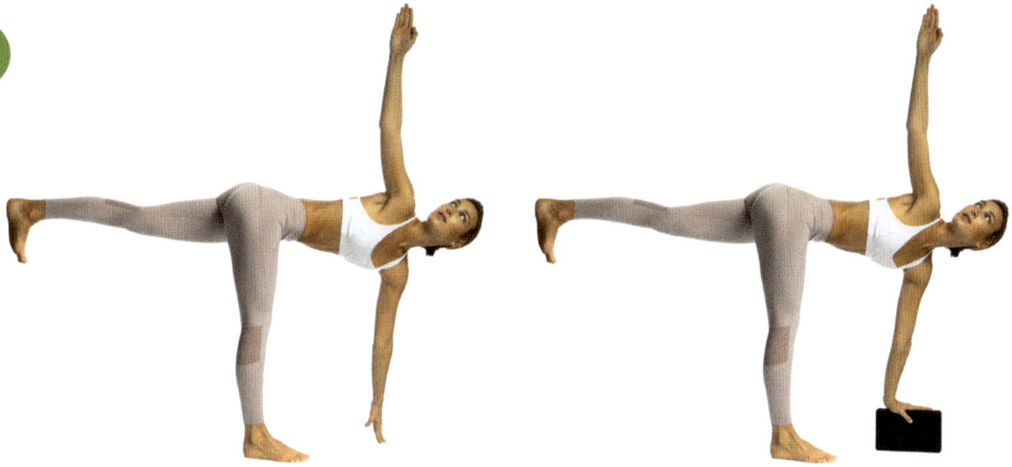

2

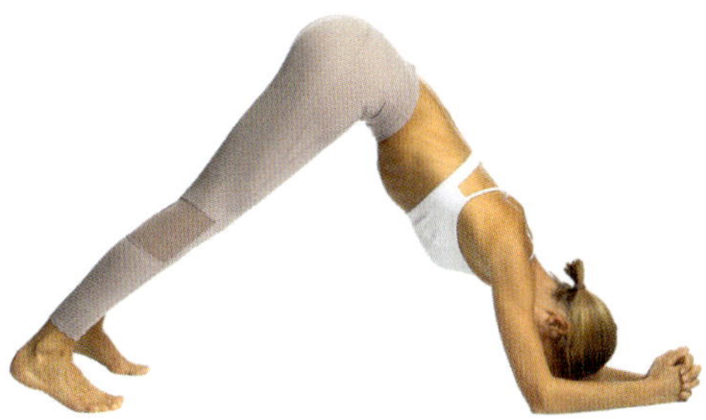

3

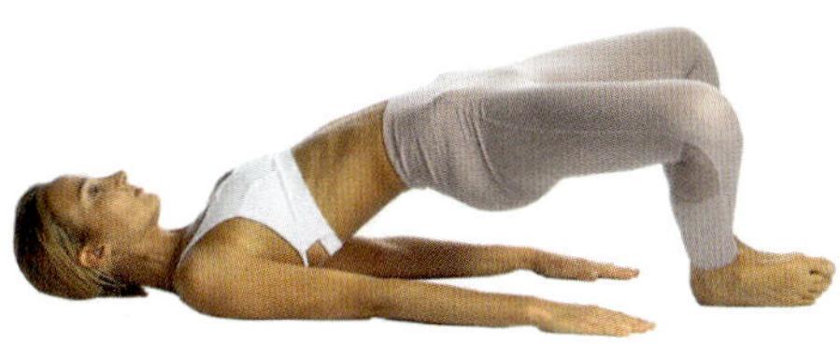

Fortgeschrittene Workout 13

5–6 Minuten

1

Haltung des Unendlichen

Auf die Seite legen, mit einer Ausatmung beide Beine anheben – die Füße dabei geschlossen halten. Die Position 5 Atemzüge lang halten, dann für 2 Atemzüge lösen und 3 mal auf jeder Seite wiederholen.

Drishti
Zur Nasenspitze

2

Umgekehrte Heuschrecke

Auf den Bauch legen, beide Arme unter den Hüften eng zusammenführen, Handflächen auf dem Boden ablegen und die Schultern gegen den Boden drücken. Ausatmen und die Arme gegen den Boden drücken, gleichzeitig die Beine anheben. Das Kinn bleibt am Boden. Die Position 2–3 Atemzüge lang halten. 3 mal wiederholen.

Alternative: Nur ein Bein anheben.

Drishti
Zum dritten Auge

3

Umgedrehtes Brett

Auf den Boden legen, die Handflächen unter den Schultern auf den Boden legen, die Finger zeigen in Richtung der ausgestreckten Beine. Das Becken mit einer Einatmung nach oben anheben und die Position 3–5 Atemzüge lang halten, das Kinn bleibt dabei unten. Das Gesäß wieder auf dem Boden absetzen. Die Übung 3 mal wiederholen.

Alternative: Die Knie um 90 Grad gebeugt lassen.

Drishti
Zur Nasenspitze

1

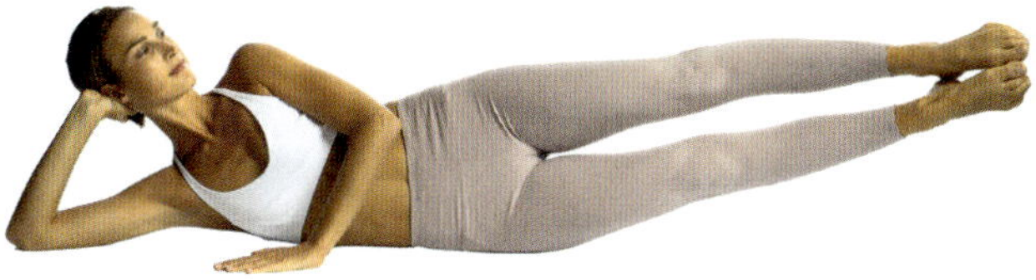

2

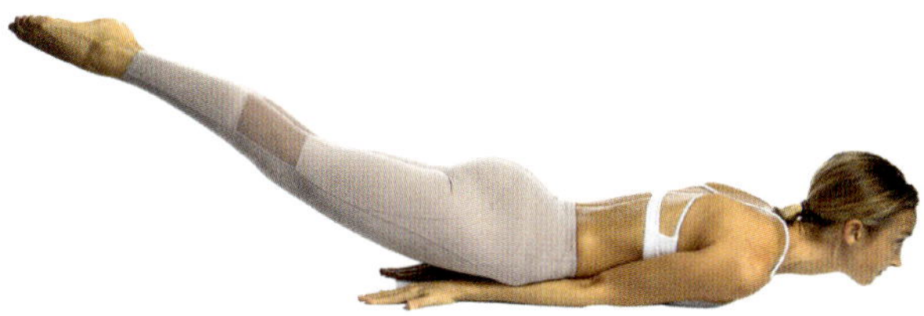

3

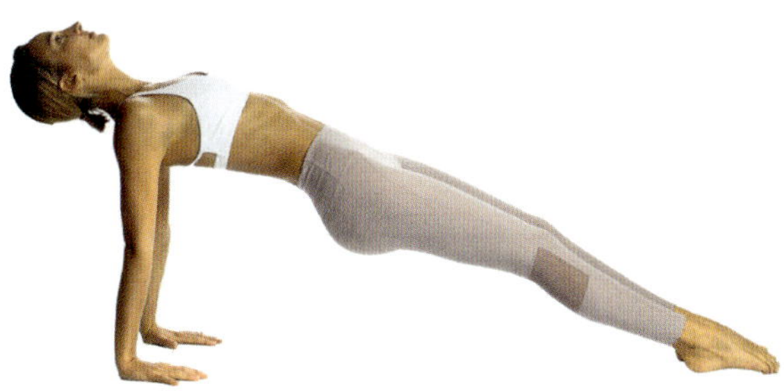

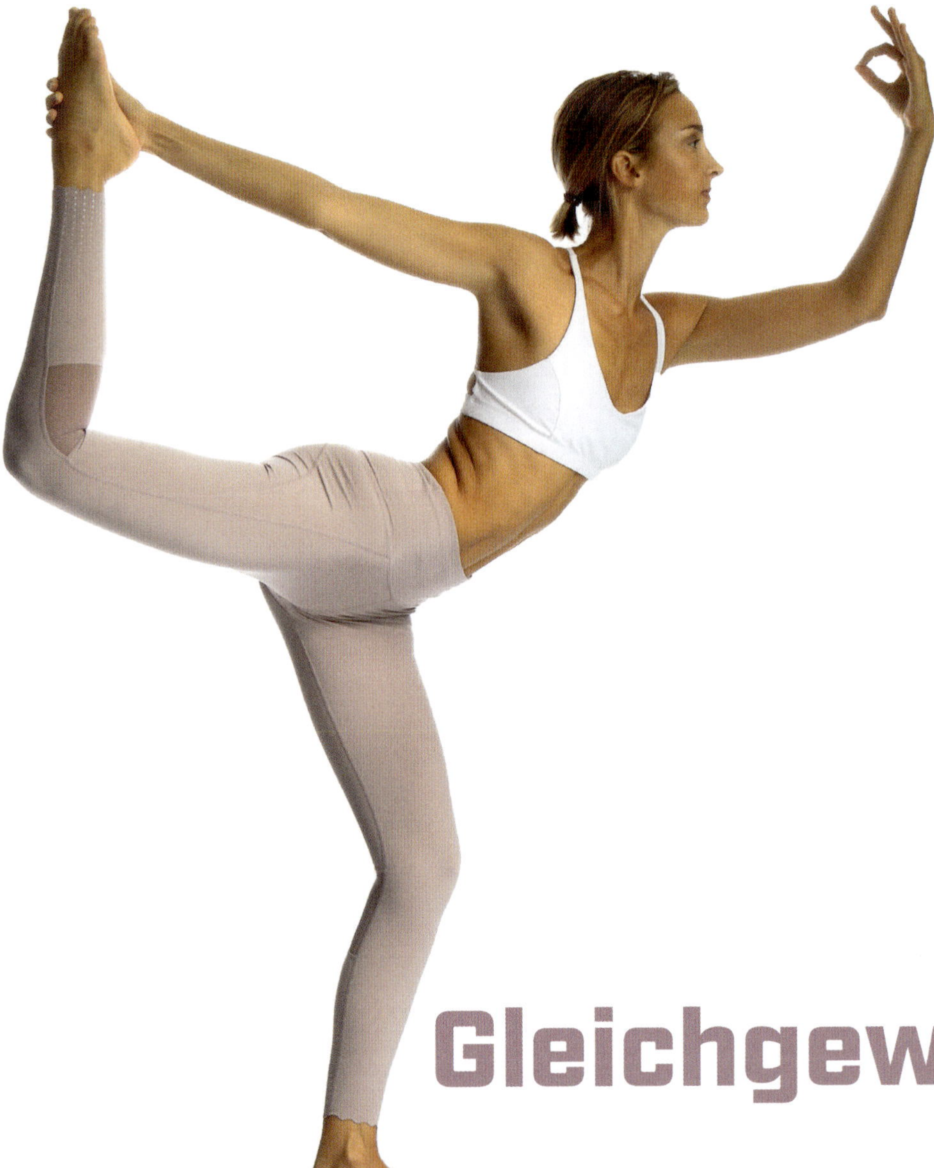

Gleichgewicht

Einsteiger

Fortgeschrittene

Einsteiger Workout 1

5–6 Minuten

1

Baum

Das Gewicht auf das linke Bein verlagern, den rechten Fuß an die Innenseite des linken Oberschenkels anlegen. Beide Hände zur Gebetshaltung zusammenführen und die Position 5 Atemzüge lang halten. Mit einer Ausatmung lösen und die Beine wechseln.

Alternative: Den Fuß auf Höhe der Wade anlegen.

Drishti
Zur Nasenspitze

2

Palme

Im Stehen die Füße hüftbreit öffnen, die Arme gerade nach oben strecken, die Finger spreizen, die Daumen verschränken. Einatmen, auf die Zehenspitzen kommen und die Fersen aneinanderlegen – die Beine drehen sich dabei aus der Hüfte aus. Mit gefüllter Lunge 7 Sekunden lang die Luft anhalten. Ausatmen, die Knie beugen – die jetzt zu den Seiten schauen –, dabei auf den Zehenspitzen bleiben und die Fersen immer noch aneinanderpressen. Mit geleerter Lunge 7 Sekunden lang die Luft anhalten. Lösen und 3–5 mal wiederholen.

Drishti
Zur Nasenspitze

3

Herr des Tanzes

Einatmen und das rechte Bein anwinkeln, die Knie bleiben dabei nebeneinander. Mit der rechten Hand den rechten Fuß greifen und die Ferse mit einer Ausatmung nah ans Gesäß bringen. Einatmen, den linken Arm nach oben heben und 5 Atemzüge lang das Gleichgewicht halten. Mit einer Ausatmung die Position lösen und die Übung auf der anderen Seite ausführen.

Drishti
Zur Nasenspitze

1

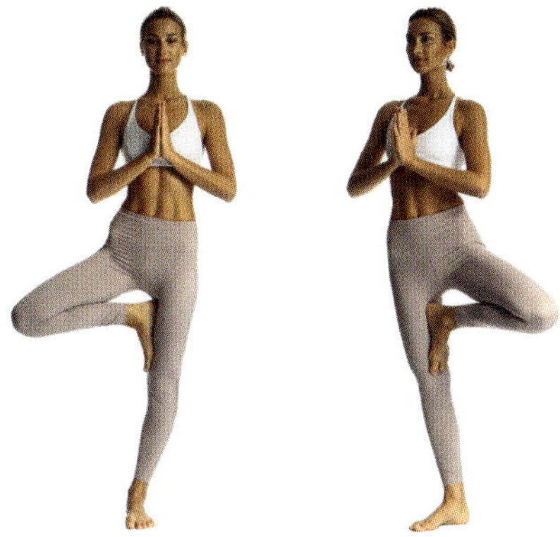

2

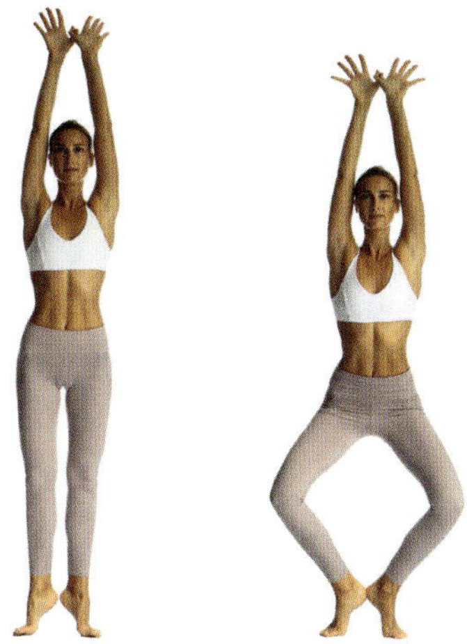

3

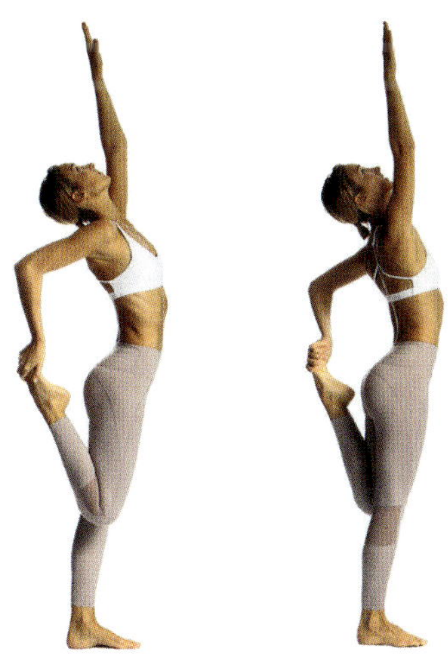

Einsteiger Workout 2

5–6 Minuten

1

Einbeinstand mit nach vorn gestrecktem Bein

Im Stand die Hände auf die Hüften legen, die Schulterblätter zusammenziehen. Einatmen und das rechte Bein angewinkelt nach vorn anheben. Ausatmen und das Bein mit gestrecktem Fuß nach vorn ausstrecken. Die Position 5 Atemzüge lang halten, dann lösen und die Übung mit dem anderen Bein ausführen.

Alternative: Um das Gleichgewicht halten zu können, an einer Wand oder auf einem Besenstiel abstützen beziehungsweise festhalten.

Drishti
Zum Fuß

2

Dreieck

Im Stand die Beine grätschen. Die linke Fußspitze um 90 Grad zur Seite ausdrehen, der rechte Fuß bleibt stehen. Einatmen und die Arme parallel zum Boden ausstrecken, ausatmen und den Oberkörper zum linken Bein senken. Die linke Hand auf das linke Schienbein, an den Knöchel oder auf den Boden legen, die Beine bleiben gestreckt. Einatmen und den gestreckten rechten Arm weiter nach oben bringen. 5 Atemzüge lang halten, dann auf der anderen Seite ausführen.

Drishti
Zur oberen Hand

3

Krieger 3

Im Stand die Füße schließen. Einatmen, den ganzen Körper in die Länge ziehen. Ausatmen, das rechte Bein nach hinten gestreckt anheben und den Oberkörper mit gestreckten Armen nach vorn senken, bis Arme, Oberkörper und Bein in einer Linie zum Boden ausgerichtet sind. 3–5 Atemzüge lang halten. Auf der anderen Seite ausführen.

Alternative: Das Standbein leicht beugen.

Drishti
Zur Nasenspitze

1

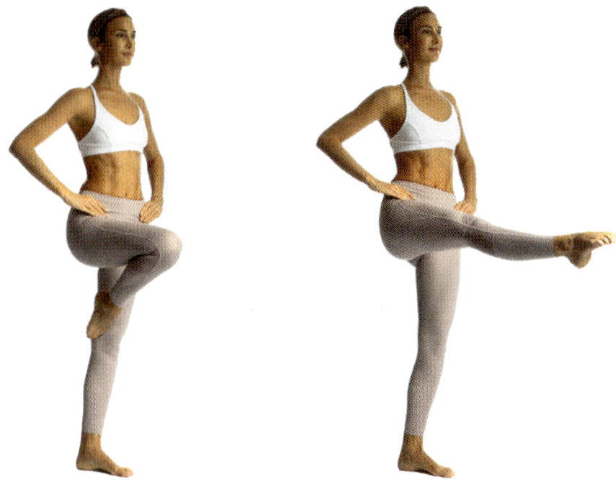

2

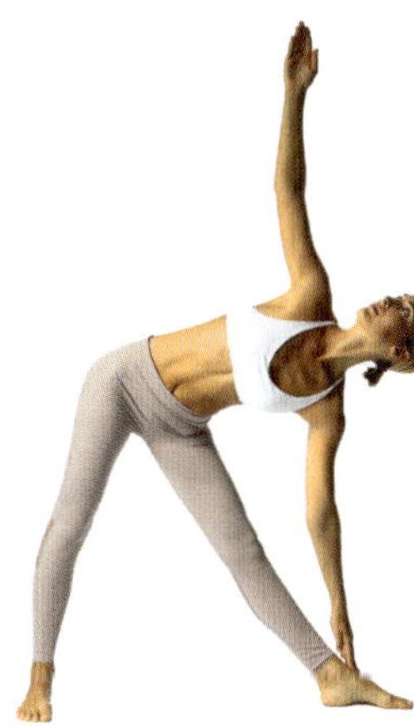

3

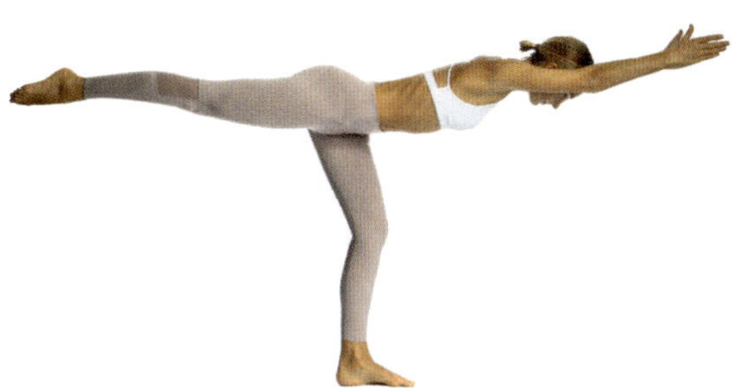

Einsteiger Workout 3

5–6 Minuten

1

Einbeiniger Stuhl

Im Stand den rechten Fuß über den linken Oberschenkel legen. Ausatmen und das Standbein beugen, dabei das Gesäß nach hinten schieben, als wollte man sich auf einen Stuhl setzen. Die Hände in der Gebetshaltung vor der Brust aneinanderlegen. Die Position 5 Atemzüge lang halten, aufrichten und anschließend auf der anderen Seite ausführen.

Drishti
Zur Nasenspitze

2

Tänzer

Im Stand das rechte Bein anwinklen und den Fuß in Richtung Gesäß, bringen. Den Fuß mit der rechten Hand fassen und den Fuß in die Hand drücken, um das Bein weiter zu heben. Der Oberkörper bleibt aufgerichtet. Den linken Arm angewinkelt nach vorn heben und gern Zeigefinger und Daumen zusammenbringen. Die Pose 3–5 Atemzüge lang halten, anschließend auf der anderen Seite ausführen.

Drishti
Zur Hand

3

Adler

Im Stand das rechte Knie anwinkeln und abheben, das linke Bein beugen und den rechten Oberschenkel über den linken Oberschenkel führen. Das rechte Bein um das Standbein herumschlingen. Einatmen, die Arme anheben und ebenfalls umeinanderschlingen, die Handflächen aneinanderlegen. Den Blick geradeaus fixiert lassen. Die Position 5 Atemzüge lang halten, dann auflösen und Arme und Beine andersherum umeinanderschlingen.

Alternative: Nur die Oberschenkel überschlagen, ohne das Schienbein mit Unterschenkel und Fuß zu umschlingen.

Drishti
Zur Nasenspitze

1

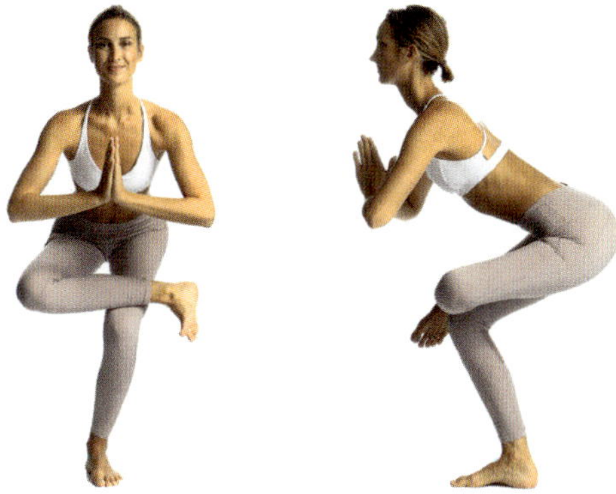

2

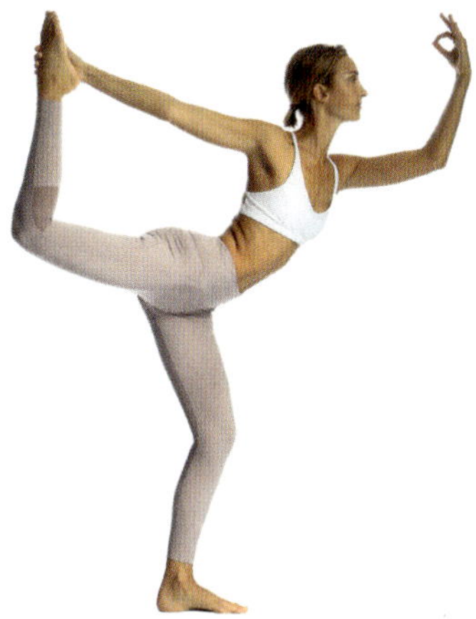

3

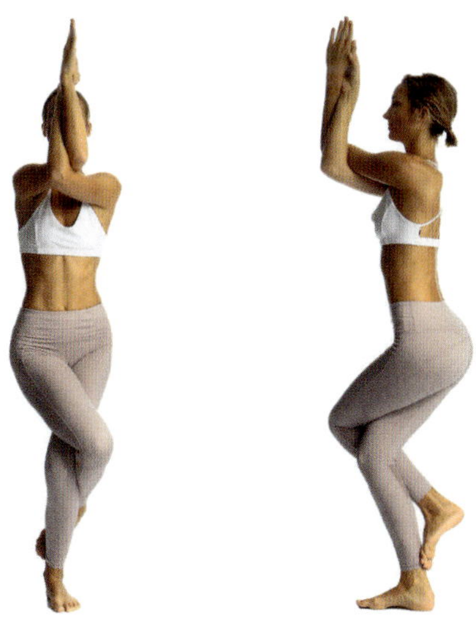

Einsteiger Workout 4

5–6 Minuten

1

Halbmond im aufrechten Stand

Im Stand die Füße schließen. Einatmen, die Arme über den Kopf heben und mit der linken Hand das rechte Handgelenk umfassen. Ausatmen, das linke Bein zur Seite anheben und dabei die Rippen zur Gegenseite – hier also nach rechts – schieben, um die ganze Körperseite zu dehnen. Die Position 2 Atemzüge lang halten, dann lösen. Auf jeder Seite 3 mal wiederholen.

Drishti
Nach oben

2

Stuhl auf Zehenspitzen

Im Stand die Füße schließen. Einatmen und die Arme mit verschränkten Fingern nach oben strecken. Ausatmen und die Knie beugen, dabei das Gesäß nach hinten schieben und den gestreckten Oberkörper leicht nach vorn ziehen. Einatmen, auf die Zehenspitzen gehen und die Position 5 Atemzüge lang halten. Lösen und 3 mal wiederholen.

Drishti
Zur Nasenspitze

3

Halber stehender Spagat

Im Stand das Gewicht auf das linke Bein verlagern. Den Oberkörper nach vorn gestreckt absenken und die Hände auf den Boden stützen oder um den Knöchel fassen, gleichzeitig das rechte Bein gestreckt nach oben ziehen. Die Hüften bleiben dabei parallel zum Boden. Die Position 3–5 Atemzüge lang halten. Mit einer Ausatmung lösen, aufrichten und die Übung auf der anderen Seite ausführen.

Alternative: Die Hände auf einen Block stützen.

Drishti
Zur Nasenspitze

1

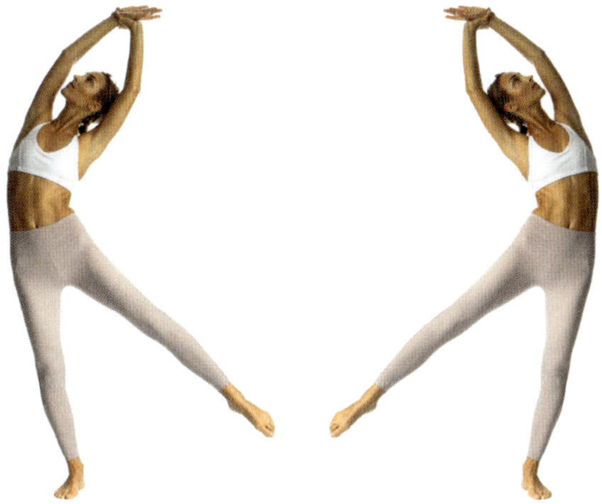

2

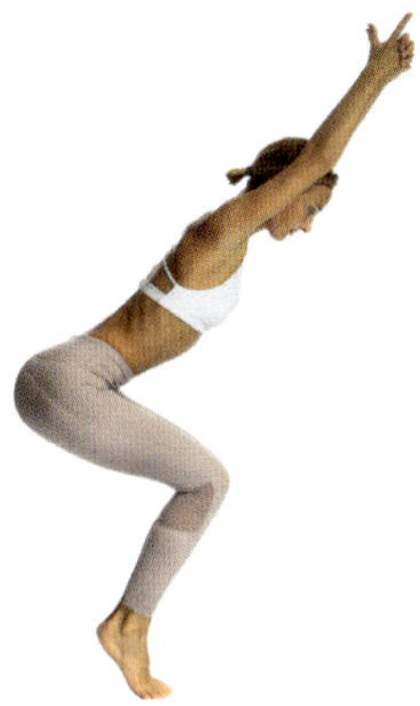

3

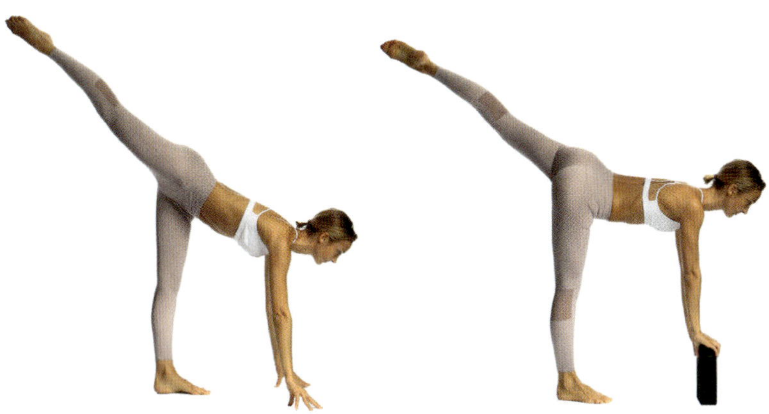

Einsteiger Workout 5

5–6 Minuten

1

Gedrehtes Dreieck

In eine Schrittstellung kommen, die Füße einen Meter auseinander. Die Fußspitze des hinteren Beins leicht nach außen drehen. Einatmen und den rechten Arm gestreckt nach oben heben, ausatmen, den geraden Oberkörper nach vorn senken und die linke Hand auf der Innenseite des rechten Fußes legen. Einatmen, den rechten Arm nach oben strecken. 5 Atemzüge lang halten, dann Seite wechseln.

Alternative: Die Hand auf einen Block oder das Schienbein legen.

Drishti
Zur oberen Hand

2

Gedrehter Baum

Im Stand den rechten Fuß an die Innenseiten des linken Oberschenkels legen. Nun die rechte Hand von vorn auf die linke Hüfte legen, die linke Hand hinter dem Rücken entlangführen und auf die rechte Hüfte legen. Kopf nach links drehen. 5 Atemzüge lang halten, mit einer Ausatmung lösen und auf der anderen Seite ausführen.

Alternative: Den Fuß an der Wade anlegen.

Drishti
Zur Nasenspitze, nach links und nach rechts

3

Verbeugung in Tänzerhaltung

Im Stand einatmen, das rechte Bein beugen, die Knie bleiben dicht nebeneinander. Hinter dem Rücken mit beiden Händen den Fuß fassen und die Ferse mit einer Ausatmung nah ans Gesäß bringen, dabei das Knie anheben und weit weg schieben. Einatmen und den Körper aufrichten, ausatmen und den Oberkörper weit nach vorn senken. Die Ellenbogen bleiben eng geschlossen, sind leicht gebeugt und zeigen nach oben. Auf der anderen Seite ausführen.

Drishti
Zur Nasenspitze

1

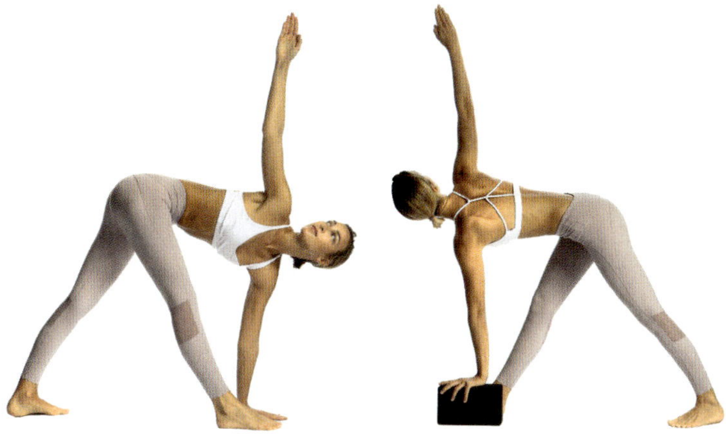

2

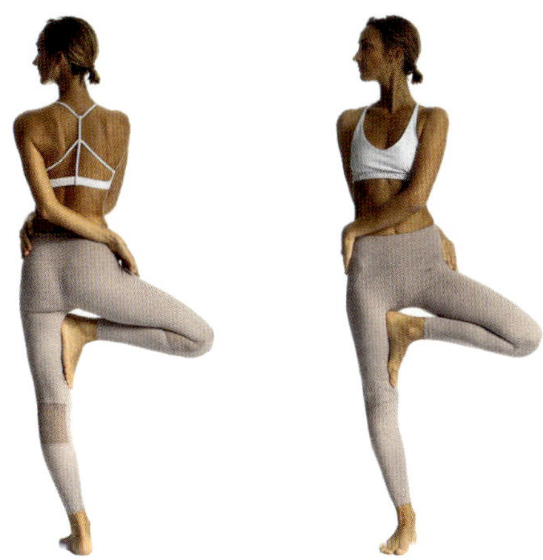

3

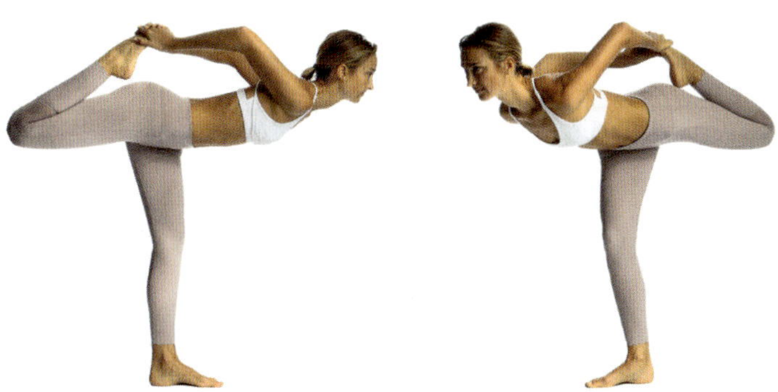

Fortgeschrittene **Workout 6** 5–6 Minuten

1

Krieger 3 mit den Händen in Adler-Haltung

Im Stand einatmen und die Ellenbogen kreuzen. Die Unterarme umeinanderschlingen, die Handflächen am Schluss so weit wie möglich aneinanderlegen. Ausatmen und den gestreckten Oberkörper nach vorn absenken, gleichzeitig das rechte Bein nach hinten anheben. Die Position 3–5 Atemzüge lang halten, dann lösen. Auf der anderen Seite wiederholen, dabei die Arme andersherum umeinanderschlingen.
Alternative: Die Unterarme zusammenlegen, ohne sie umeinanderzuschlingen.

Drishti
Zu den Händen

2

Halber Lotus im Zehenstand

Auf die Zehen kommen und in die Hocke gehen. Den rechten Fuß auf den linken Oberschenkel legen, die Ferse des linken Fußes ist unter dem Damm. Die Handflächen vor der Brust in der Gebetsstellung aneinanderlegen und einen Punkt vor sich fixieren – das hilft, die Position so lange wie möglich zu halten. Lösen und auf der anderen Seite ausführen.

Drishti
Zur Nasenspitze

3

Halbes umgedrehtes Brett auf einer Hand

Im Sitz die Beine beugen, die Füße hüftbreit aufstellen, die Handflächen unter den Schultern am Boden platzieren, die Fingerspitzen zeigen nach vorn. Einatmen und das Becken nach oben heben. Ausatmen, das Gewicht auf den linken Arm verlagern und den rechten Arm am Oberkörper entlang strecken. 3–5 Atemzüge lang halten. Anschließend die Arme wechseln. Auf beide Arme und das Gesäß vorsichtig auf dem Boden absetzen. Bis zu 3 mal wiederholen.

Drishti
Zum dritten Auge

1

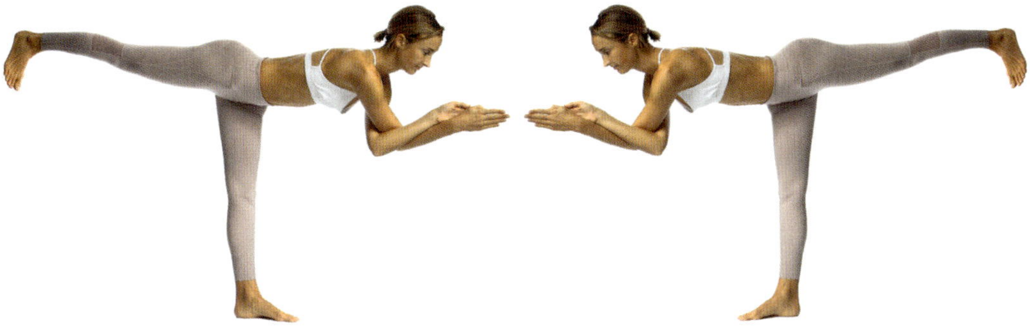

2

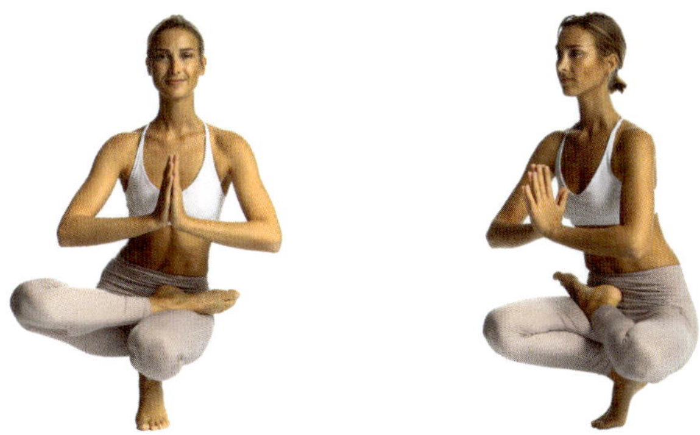

3

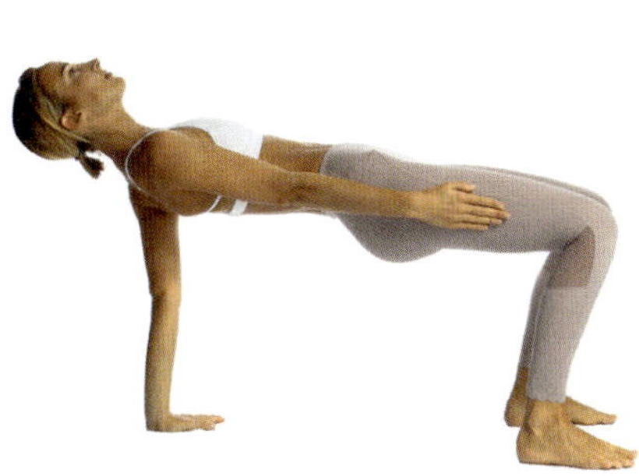

Fortgeschrittene Workout 7

5–6 Minuten

1

Gestreckte Hand-Fuß-Haltung im Stehen

Im Stand das Gewicht auf das linke Bein verlagern und das rechte Knie zur Brust anheben. Die große Zehe mit Zeige- und Mittelfinger greifen, das Bein bei einer Einatmung vorsichtig zur Seite strecken und den Blick nach vorn richten. 3–5 Atemzüge lang halten, lösen und die Seite wechseln.

Alternative: Das Bein gebeugt lassen.

Drishti
Zur Nasenspitze

2

Umstürzender Baum

Im Stand die Hände hinter dem Rücken verschränken. Ausatmen, das Gewicht auf das rechte Bein verlagern, es beugen und das linke Bein etwa 90 Grad im Knie angewinkelt nach hinten oben anheben, gleichzeitig den Oberkörper nach vorn absenken. Dabei die Schulterblätter zusammenziehen. Oberkörper und Oberschenkel sind schließlich parallel zum Boden. Die Position 3–5 Atemzüge lang halten. Aufrichten und die Übung dann auf der anderen Seite ausführen.

Alternative: Die Arme vor dem Körper lassen und die Hände auf Blöcken abstützen, um das Gleichgewicht zu halten.

Drishti
Zur Nasenspitze

3

Hand-Fuß-Haltung auf einem Knie

In den Vierfüßlerstand kommen. Einatmen, das linke Bein angewinkelt nach hinten anheben und mit der linken Hand den linken Fuß von außen fassen. Den Fuß in die Hand drücken, dabei den Oberschenkel heben und den Oberkörper zur linken Seite etwas öffnen. Die Position 3–5 Atemzüge lang halten, lösen und die Übung auf der anderen Seite ausführen.

Drishti
Zur Nasenspitze

1

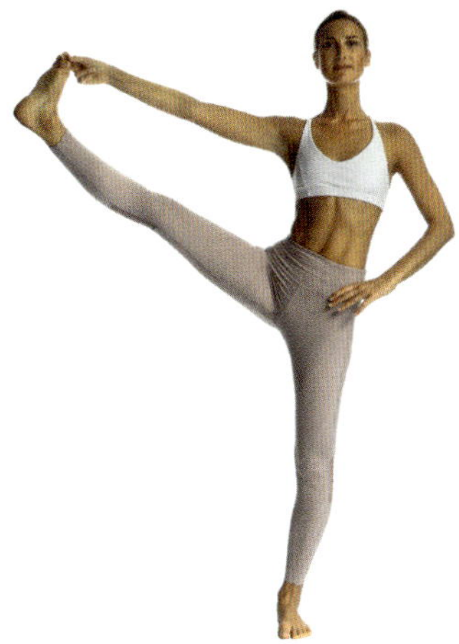

2

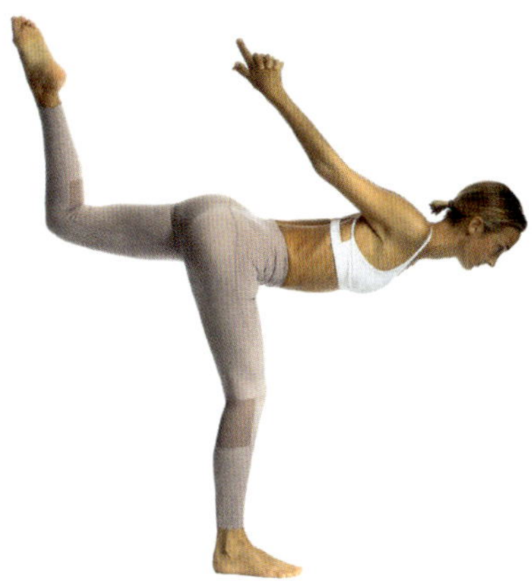

3

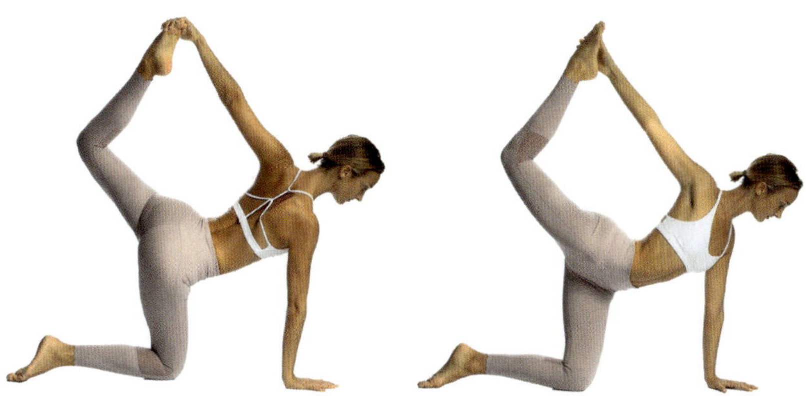

Fortgeschrittene Workout 8

5–6 Minuten

1

Dreibeiniger Hund

In die Stellung des Nach unten schauenden Hundes kommen. Einatmen, das rechte Bein angewinkelt nach oben heben und die Hüfte dabei öffnen. Die Position 5 Atemzüge lang halten, das Bein wieder senken und die Übung anschließend mit dem linken Bein ausführen.

Drishti
Zur jeweiligen großen Zehe am Boden

2

Baby-Heuschrecke

Auf die linke Seite legen und auf die Unterarme stützen. Das rechte Bein beugen und den rechten Fuß vor den linken Oberschenkel auf den Boden stellen. Die linke Hand unter der linken Schulter auf den Boden setzen, die rechte Hand ebenfalls aufsetzen. Den rechten aufgestellten Fuß fest in den Boden drücken und das Gesäß anheben. Den Körper leicht nach vorn schieben und mit der rechten Hand nach dem linken Fuß greifen, diesen vom Boden abheben, sodass das ganze Bein sowie das Gesäß in der Luft schweben. 5 Atemzüge lang halten und anschließend auf der anderen Seite ausführen.

Drishti
Zum gestreckten Bein

3

Hand-zu-Fuß-Haltung im Sitzen

Auf den Boden setzen, mit Zeige- und Mittelfinger die großen Zehen greifen. Mit dem Oberkörper leicht nach hinten lehnen, die Füße vom Boden lösen und die Beine weit geöffnet in eine Grätsche strecken. Die Position 5 Atemzüge lang halten.

Alternative: Die Knie leicht gebeugt lassen.

Drishti
Nach oben

1

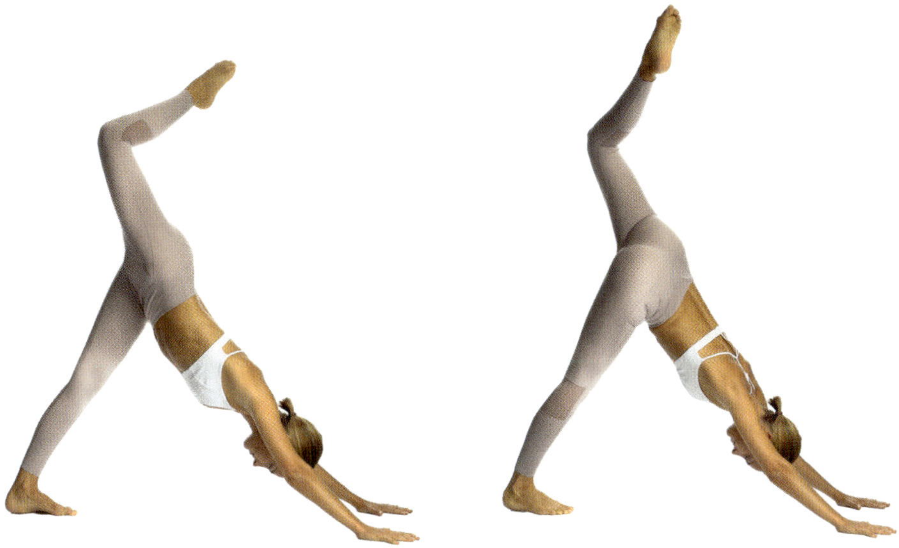

2

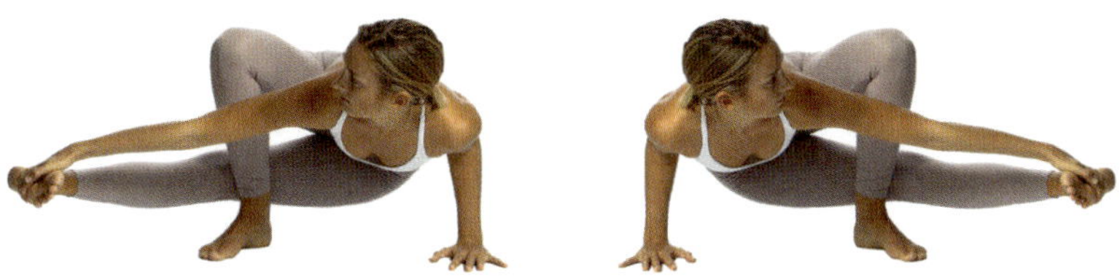

3

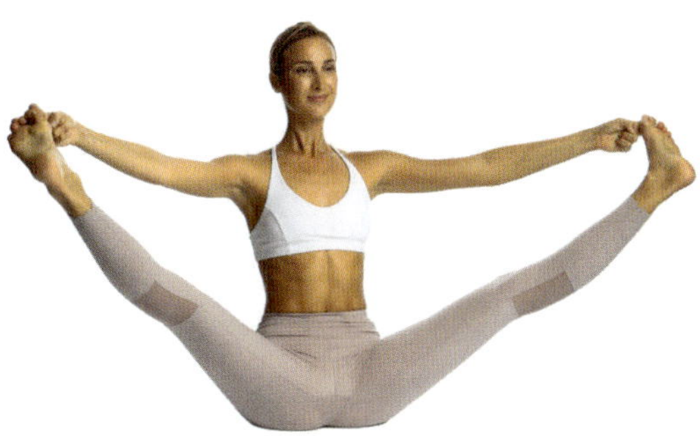

Fortgeschrittene Workout 9

5–6 Minuten

1

Gestreckte Eidechse

In einem großen Ausfallschritt das rechte Knie und den Fußrücken auf den Boden legen. Die Unterarme auf den Boden legen, das linke Knie ist seitlich am Körper, der linke Fuß ungefähr neben dem linken Ellenbogen. Das Knie leicht öffnen, um die Hüfte zu lockern. 5 Atemzüge lang halten. Die Position lösen und auf der anderen Seite ausführen.
Alternative: Auf die Hände stützen.

Drishti
Zur Nasenspitze

2

Paradiesvogel

Im Stand die Knie beugen und den Oberkörper nach vorn absenken. Den linken Arm zwischen den Beinen am linken Oberschenkel entlang nach hinten durchziehen und den Unterarm angewinkelt an die Oberschenkelaußenseite führen. Mit der rechten Hand die linke Hand auf Höhe der linken Gesäßhälfte greifen. Das Gewicht auf das rechte Bein verlagern, den Oberkörper aufrichten. Das linke Bein zeigt jetzt angewinkelt zur Seite. Das linke Bein zur Seite strecken, die Brust dabei öffnen. 5 Atemzüge lang halten, anschließend die Seite wechseln.
Alternative: Das angehobene Bein gebeugt lassen.

Drishti
Zur Nasenspitze

3

Halbes umgedrehtes Brett auf einem Bein

Im Sitz die Beine beugen und die Füße hüftbreit aufstellen. Die Handflächen sind unter den Schultern auf dem Boden platziert, die Fingerspitzen zeigen Richtung Gesäß. Einatmen, das Becken anheben. Ausatmen. Den rechten Fuß an das linke Knie legen. Die Position 3–5 Atemzüge lang halten, absetzen und anschließend die Beine wechseln.

Drishti
Zum dritten Auge

1

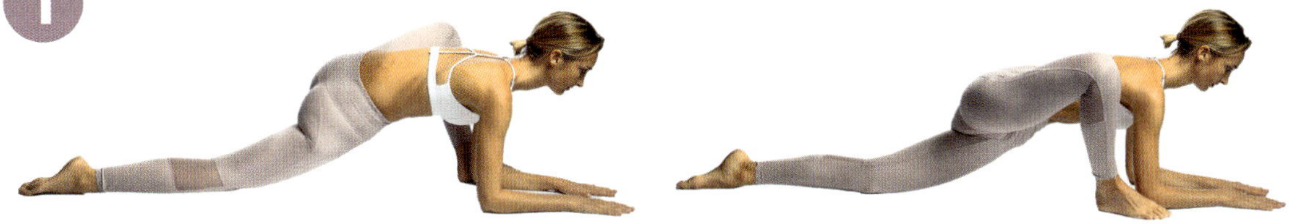

2

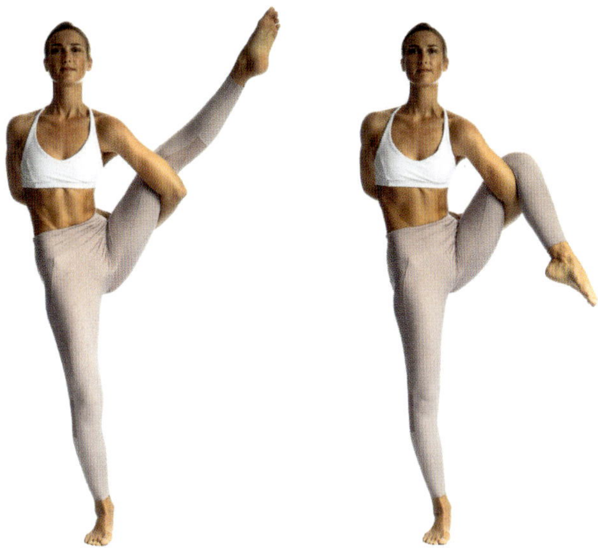

3

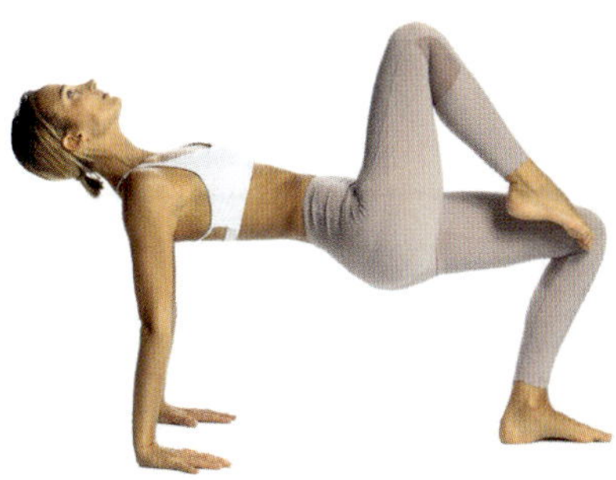

Fortgeschrittene Workout 10

5–6 Minuten

1

Gedrehter Stuhl

Im Stand die Füße schließen. Einatmen, die Handflächen über dem Kopf zur Gebetshaltung zusammenlegen. Ausatmen, die Knie beugen und die Hände vor die Brust holen. Den linken Ellenbogen außen ans rechte Knie anlegen und den Oberkörper nach rechts drehen. Die Position 3–8 Atemzüge lang halten. Lösen und auf der anderen Seite wiederholen.

Drishti
Nach oben

2

Frosch

Im Stand die Fersen zusammenbringen und die Füße ausdrehen. In die Hocke absenken. Dabei heben sich die Fersen, diese bleiben geschlossen. Die Knie so weit wie möglich öffnen. Einatmen, die Handflächen in der Gebetshaltung vor der Brust zusammenlegen. Ausatmen, die Augen schließen, die Schultern und das Becken bleiben ganz entspannt. Die Position 10 Atemzüge lang halten.

Drishti
Zum dritten Auge

3

Krähe zur Seite

In die Hocke kommen, die Handflächen auf dem Boden platzieren. Ausatmen und die Hüften nach rechts drehen. Die Ellenbogen um 90 Grad beugen, den Oberkörper nach vorn lehnen und das linke Knie auf den rechten Oberarm legen. Die Füße vom Boden lösen. Der linke Ellenbogen stützt die linke Hüfte. Die Position 5 Atemzüge lang halten, dann zur anderen Seite ausführen.

Alternative: Blöcke unter die Stirn legen.

Drishti
Zur Nasenspitze

1

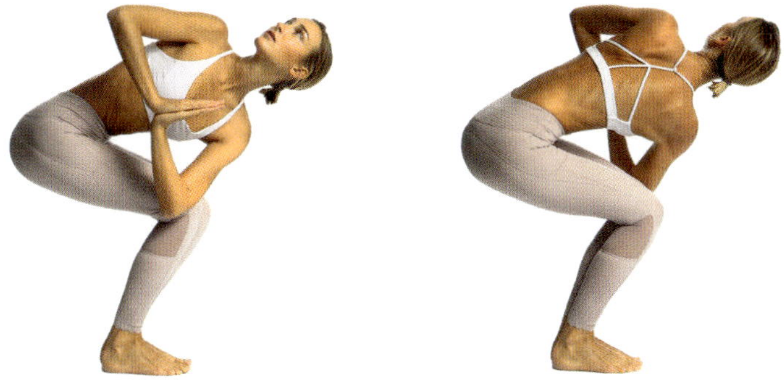

2

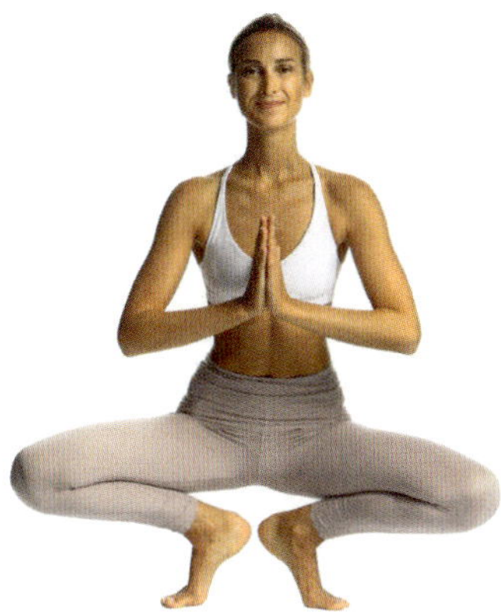

3

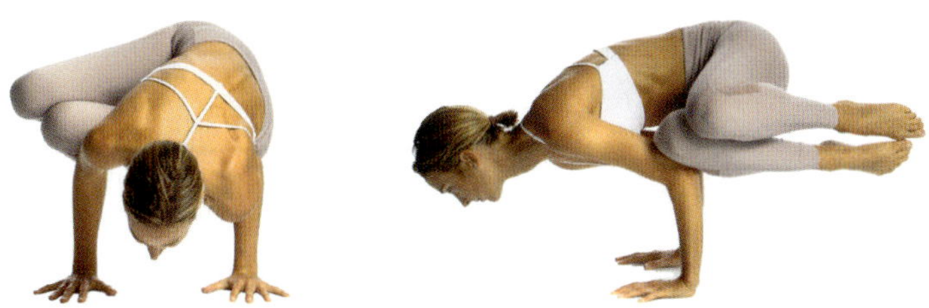

Fortgeschrittene Workout 11

5–6 Minuten

1

Halbmond

Im Stehen das Gewicht auf das linke Bein verlagern, den Oberkörper gestreckt nach vorn absenken und die Hände auf den Boden legen. Das rechte Bein gestreckt nach hinten oben anheben und dabei die Hüfte öffnen. Die Position 3 Atemzüge lang halten. Einatmen, die Hüfte weiter öffnen und den rechten Arm nach oben strecken. Mit einer Ausatmung lösen und die Übung auf der anderen Seite ausführen.
Alternative: Die untere Hand auf einem Block abstützen.

Drishtis
Zur Nasenspitze und zum oberen Daumen

2

Hase

Im Kniestand einatmen und die Arme vorn heben. Langsam ausatmen und den Oberkörper nach vorn beugen, die Arme gehen dabei nach hinten. Die Handrücken neben die Fersen oder Unterschenkel ablegen und den Scheitel auf die Matte stellen. Die Position 3–5 Atemzüge lang halten. Bis zu 5 mal wiederholen.

Drishti
Zum dritten Auge

3

Clown

Im Vierfüßlerstand den Scheitel auf die Matte stellen. Die Ellenbogen um 90 Grad beugen und die Beine strecken. Mit den Füßen Richtung Hände gehen, bis die Knie auf Höhe der Ellenbogen sind. Die Knie auf die Ellenbogen oder ellenbogennah auf die Oberarme legen, das Gewicht nach vorn verlagern, die Füße vom Boden lösen und die Fersen nah ans Gesäß bringen. 10–20 Atemzüge lang halten.
Alternative: Die Übung an einer Wand ausführen oder die Füße nicht vom Boden abheben.

Drishti
Zum dritten Auge

1

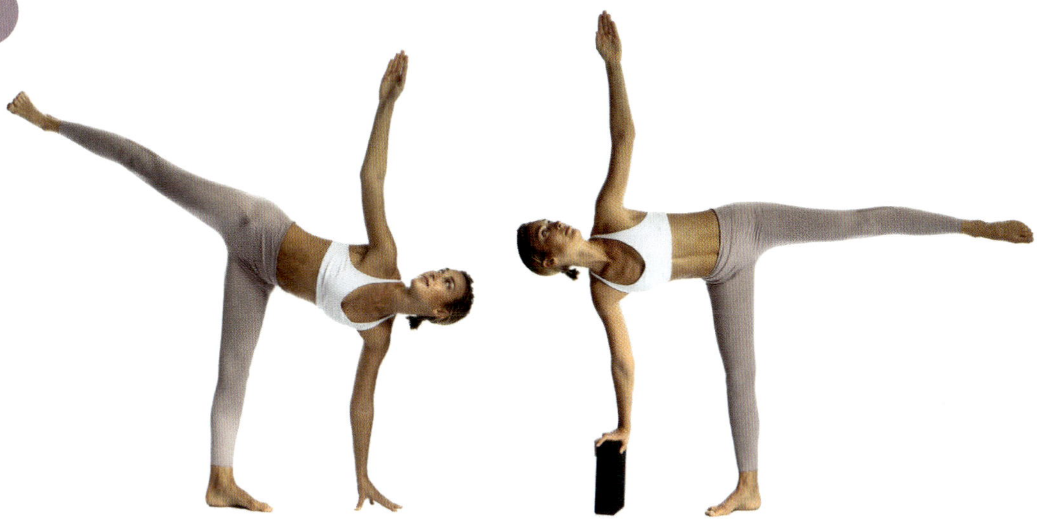

2

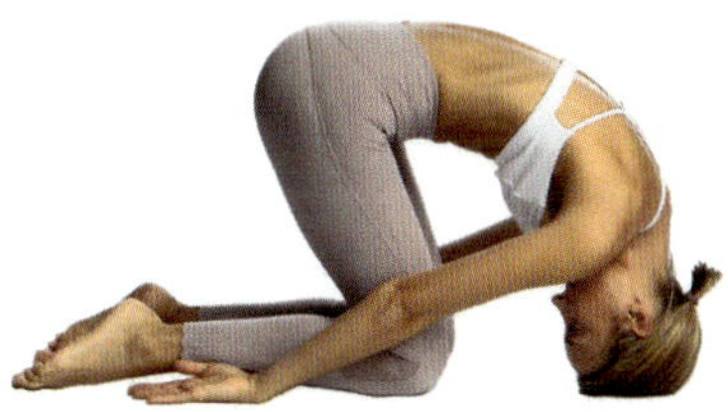

3

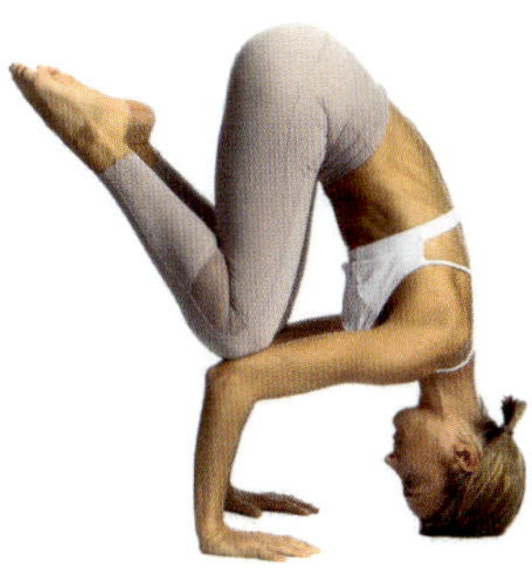

Fortgeschrittene Workout 12

5–6 Minuten

1

Vorbereitung für die Knie-zum-Kinn-Haltung auf einem Bein

Einatmen, das linke Bein gebeugt nach oben und zur Seite ziehen. Ausatmen und das Knie mit der linken Hand umfassen, um es näher zum Oberkörper zu ziehen. Die rechte Hand auf die rechte Hüfte legen, den Kopf nach rechts weg vom Knie wenden. Die Position 2 Atemzüge lang halten, ausatmen, die Pose lösen und auf der anderen Seite ausführen.

Drishti
Zur Nasenspitze

2

Baum im halben gebundenen Lotus mit Dehnung

Im Stehen das Gewicht auf das linke Bein verlagern. Den rechten Fuß anwinkeln und in die linke Leiste legen. Den rechten Arm hinter den Rücken entlangführen und mit der rechten Hand die rechte Fußspitze fassen. Den linken Arm nach oben heben. Die Position 5 Atemzüge lang halten, dann den Oberkörper nach vorn beugen und die Fingerspitzen der linken Hand auf den Boden stützen. Die Position 3–5 Atemzüge lang halten, dann auf der anderen Seite ausführen.

Alternative: Einen Block zum Abstützen verwenden oder die Hand nicht hinter den Rücken führen.

Drishti
Zur Nasenspitze

3

Hocke mit Händen zum vorgestreckten Bein

Im Stand das Gewicht auf das rechte Bein verlagern, das linke Bein nach vorn strecken. Das rechte Knie beugen und in eine tiefe Hocke kommen, mit den Armen ausbalancieren. Die Position 3 Atemzüge lang halten und mit einer Ausatmung lösen. Anschließend auf der anderen Seite ausführen.

Drishti
Zur Nasenspitze

1

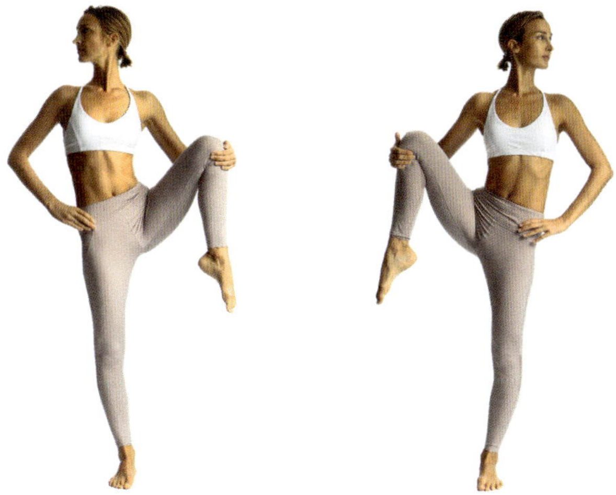

2

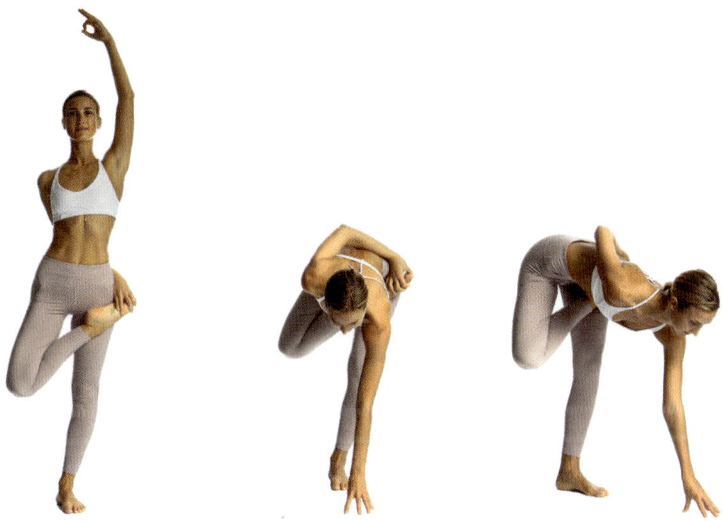

3

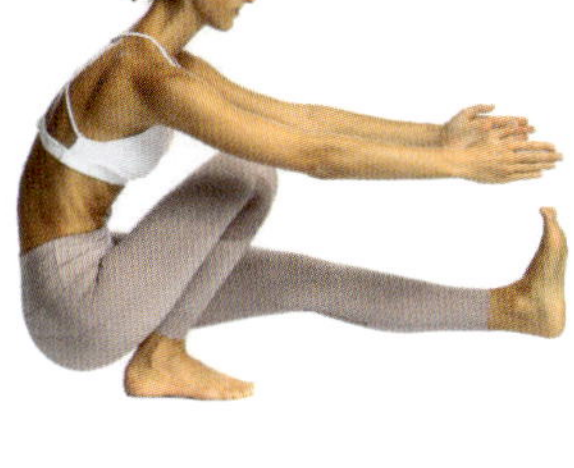

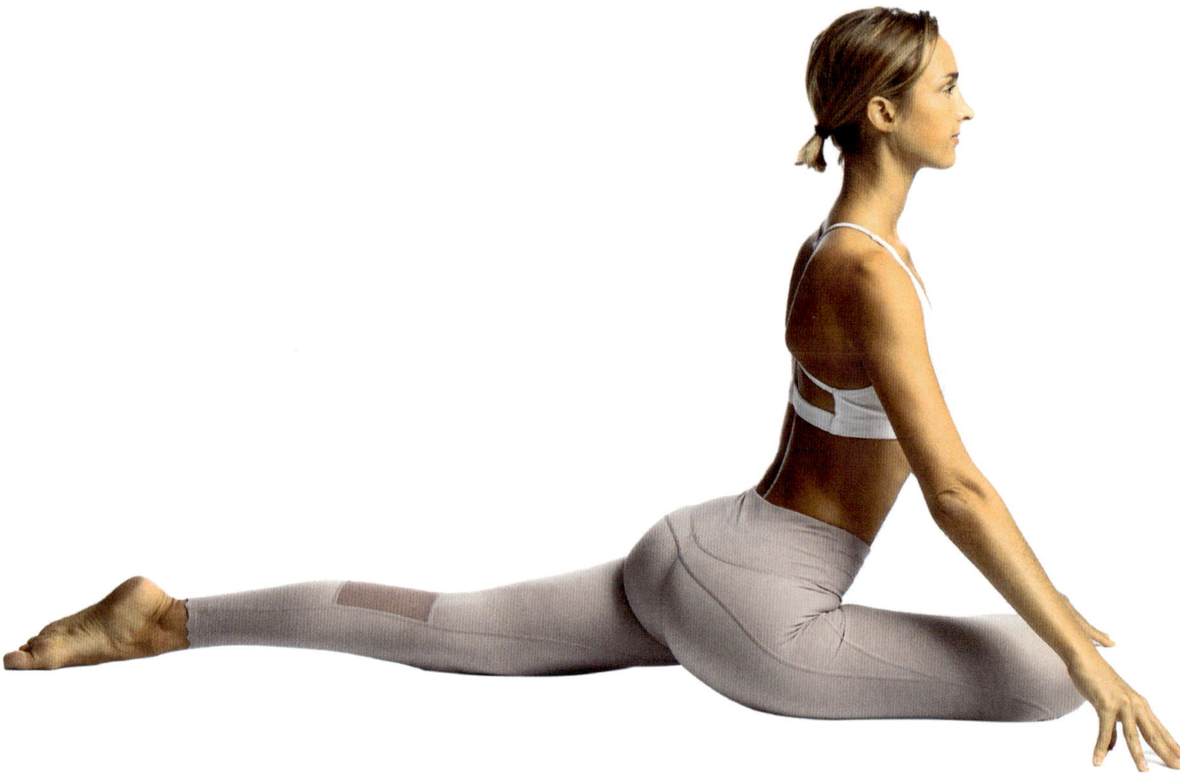

Entspannung

Einsteiger

Fortgeschrittene

Einsteiger Workout 1

5–6 Minuten

1

Katze–Kuh

In den Vierfüßlerstand kommen, einatmen und den Oberkörper in den Hohlrücken sinken lassen, wobei das Gesäß nach oben zeigt. Ausatmen, den Rücken rund machen, dabei die Schulterblätter öffnen und den Bauchnabel in Richtung der Wirbelsäule ziehen. Diesen Bewegungsablauf während 10 tiefen Atemzügen ausführen, um die Wirbelsäule zu mobilisieren.

Drishti
Zur Nasenspitze

2

Kindshaltung

Aus der vorherigen Stellung heraus das Gesäß auf die Fersen absetzen und die Stirn auf den Boden legen. Die Knie öffnen, damit die Hüften frei sind und um dem Bauch Raum zu geben. Die Position 10–20 Atemzüge lang halten und die folgende Stellung anschließen.

Drishti
Zur Nasenspitze

3

Das glückliche Baby

Auf den Rücken, die Beine anwinkeln und die Füße greifen. Die Knie bleiben gebeugt und zeigen Richtung Achselhöhlen. Während 10 tiefer Atemzüge mit dem Becken langsam von rechts nach links schaukeln und entspannen.

Drishti
Zum dritten Auge

1

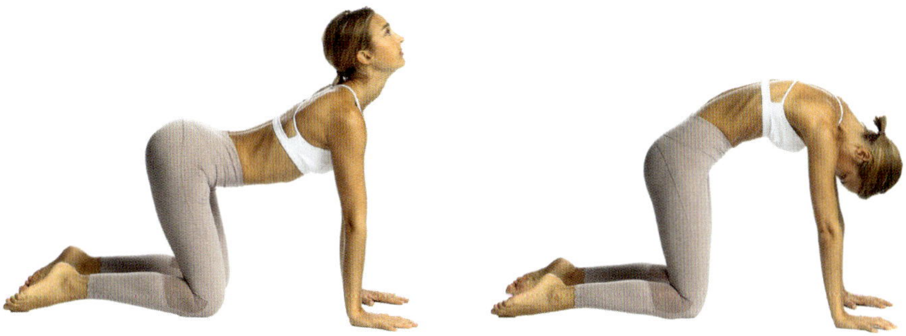

2

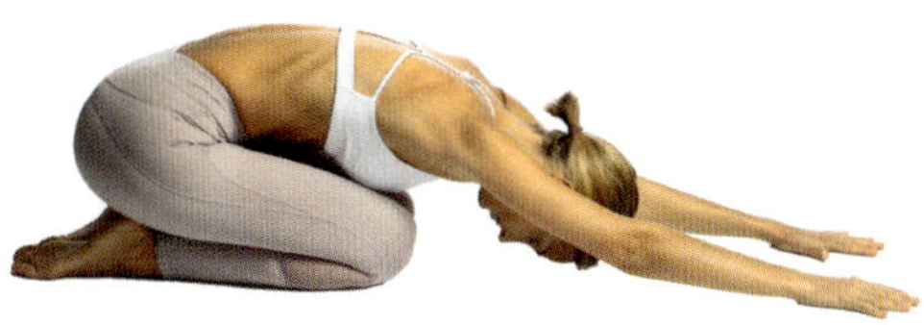

3

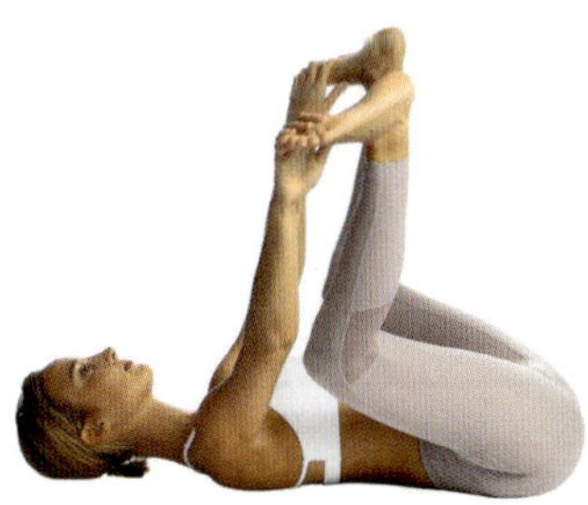

Einsteiger Workout 2

5–6 Minuten

1

Drehsitz

Linkes Bein beugen und einschlagen, sodass der Fuß am Gesäß liegt, den rechten Fuß außen neben das linke Knie stellen. Einatmen, das rechte Knie mit dem linken Arm umfassen und den Oberkörper nach rechts drehen. Die rechte Hand hinter sich stellen. 5 Atemzüge lang halten und Seite wechseln.

Drishti
Zur Nasenspitze

2

Sphinx und Robbe

Auf den Bauch legen, die Ellenbogen unter den Schultern platzieren. Einatmen, mit den Armen vom Boden wegdrücken. Das Gesäß ist angespannt. 3 Atemzüge lang halten. Nun die Arme strecken, um den Bauch stärker zu dehnen. 3 Atemzüge lang halten. 3 mal wiederholen.

Drishti
Nach oben

3

Kindshaltung

Aus der vorherigen Stellung heraus das Gesäß auf die Fersen absetzen und die Stirn auf den Boden legen. Die Knie öffnen. 10–20 Atemzüge lang halten.

Drishti
Zur Nasenspitze

4

Kerze an der Wand

In Rückenlage Gesäß 10 cm von der Wand entfernt die gestreckten Beine anlehnen, sodass die Füße nach oben schauen, und die Arme gestreckt auf dem Boden ablegen. Die Position mindestens 10 Atemzüge lang halten, um die Durchblutung anzukurbeln, dann lösen.

Drishti
Zum dritten Auge

1

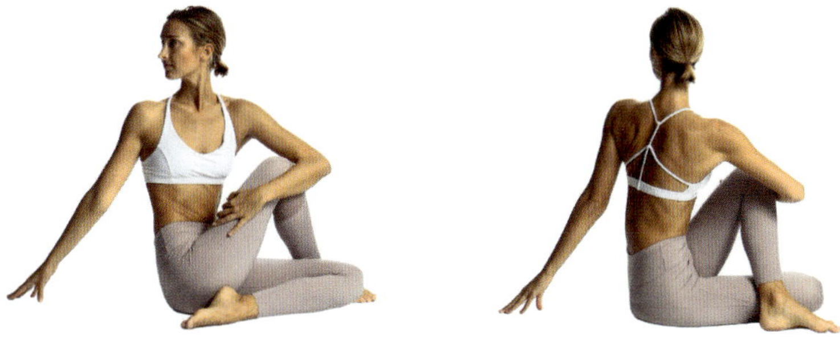

2

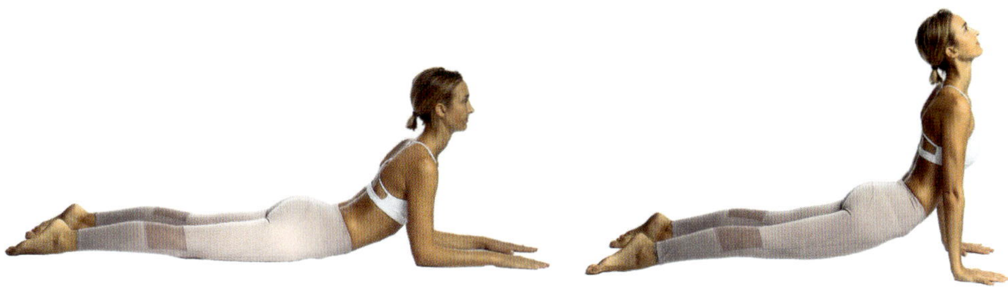

3

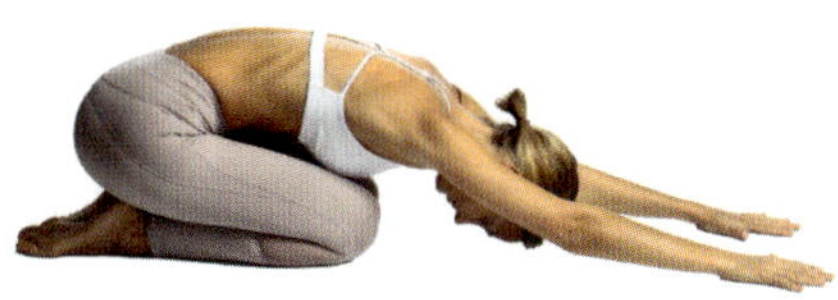

4

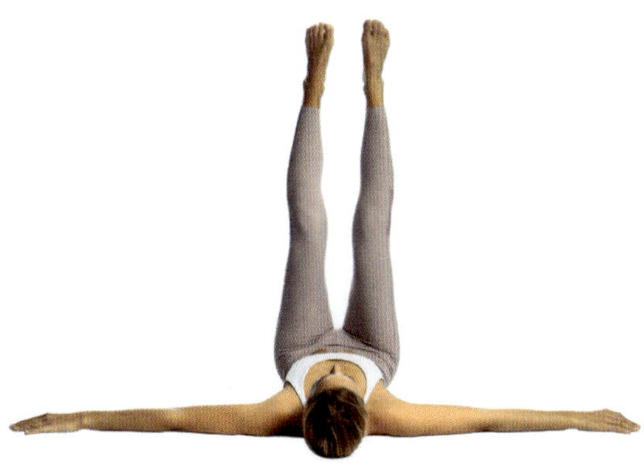

Einsteiger Workout 3

5–6 Minuten

1

Nadelöhr

Auf den Rücken legen, den rechten Fuß auf das linke Knie ablegen. Den rechten Unterarm zwischen den Beinen durchschieben, den linken Arm am linken Oberschenkel vorbei, um die Hände hinter dem linken Knie zu verschränken und das Bein mit einem Ausatmen näher an den Oberkörper zu ziehen. Die Position 5–7 Atemzüge lang halten, dann auf der anderen Seite ausführen.

Drishti
Zum dritten Auge

2

Kerze

Auf den Rücken legen, die Füße vom Boden lösen, das Becken von vorn nach hinten kippen und Schwung nehmen, um die Beine nach oben zu bringen und auch den Rücken vom Boden zu lösen. Die Hände am unteren Rücken anlegen und ihn so stützen, die Ellenbogen bleiben dabei eng am Körper. Das Becken in der Luft halten und den Nacken gerade lassen. 10 Atemzüge lang in dieser Position bleiben, dann die nächste Übung anschließen.

Drishti
Zur Nasenspitze

3

Pflug

Aus der Kerze die gestreckten Beine hinter den Kopf absenken in den Pflug. Die Arme liegen mit den Handflächen nach unten auf dem Boden. Den Kopf in dieser Stellung nicht mehr bewegen, den Nacken gerade halten. 5 Atemzüge lang in der Position bleiben, dann den Rücken Wirbel für Wirbel langsam auf den Boden abrollen.

Alternative: Die Beine angebeugt lassen und eventuell die Hände wie in der Kerze am Rücken lassen, um ihn weiterhin zu stützen.

Drishti
Zur Nasenspitze

1

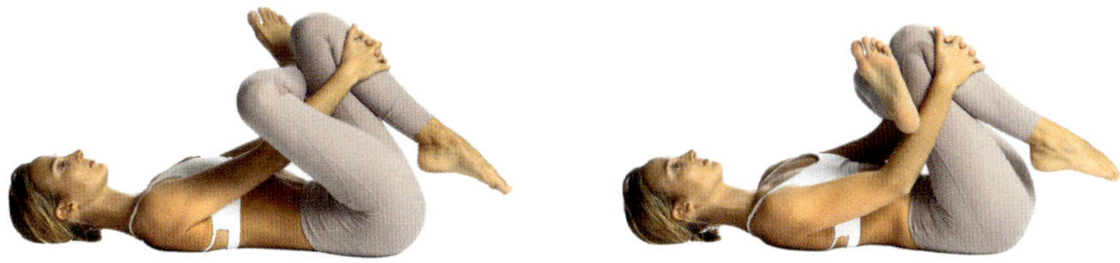

2

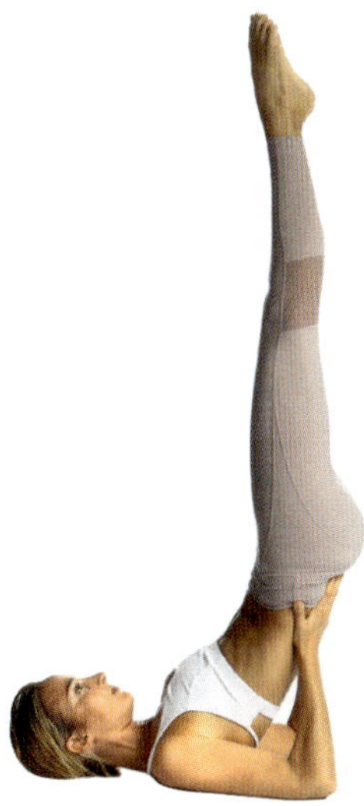

3

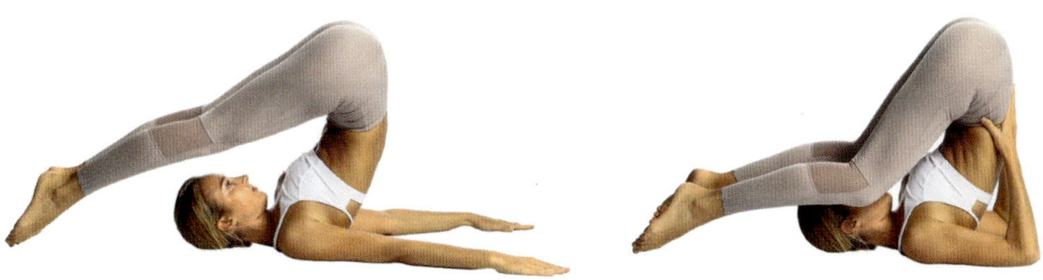

Einsteiger Workout 4

5–6 Minuten

1

Nach unten schauender Hund

Im Vierfüßlerstand die Zehen fest im Boden verankern. Ausatmen, die Knie vom Boden heben, bis sie gestreckt sind; die Fersen heben sich dabei leicht weg vom Boden. Das Steißbein nach oben schieben und die Fersen Richtung Boden. Den Kopf nach unten gerichtet zwischen den Armen lassen und das Kinn zur Brust nehmen. Die Position 10–20 Atemzüge lang halten, anschließend in die nächste Haltung gehen. **Alternative:** Die Knie leicht gebeugt lassen.

Drishti
Zur Nasenspitze

2

Kindshaltung

Aus der vorherigen Stellung heraus das Gesäß auf die Fersen absetzen und die Stirn auf den Boden legen. Die Knie öffnen, damit die Hüften frei sind und um dem Bauch Raum zu geben. Die Position 10–20 Atemzüge lang halten und die folgende Stellung anschließen.

Drishti
Zur Nasenspitze

3

Krokodil

Auf den Rücken legen, das rechte Knie zum Oberkörper ziehen und nach links sinken lassen. Beide Schultern bleiben dabei auf dem Boden. Den Kopf leicht nach rechts wenden und die rechte Seite dadurch der ganzen Länge nach öffnen. Die Position 10 Atemzüge lang halten, dann auf der anderen Seite wiederholen.

Drishtis
Nach rechts und nach links

1

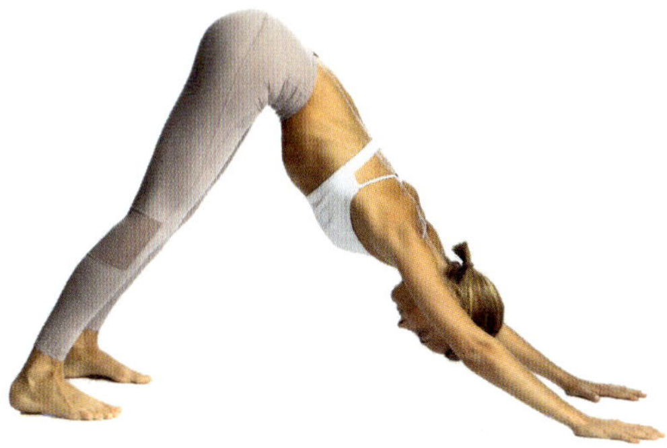

2

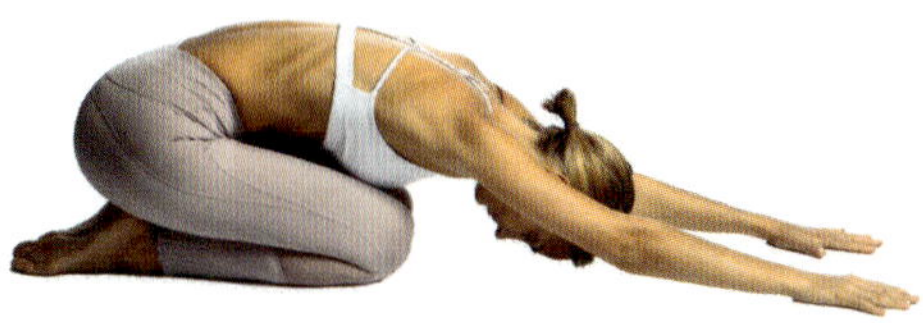

3

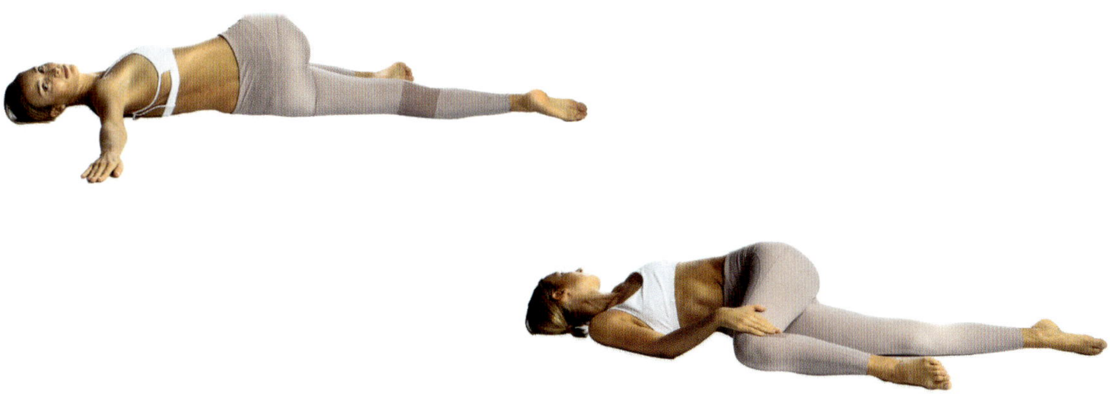

Einsteiger Workout 5

5–6 Minuten

1

Schulterdehnung

Im Stand die Füße hüftbreit aufstellen, einatmen, die Hände hinter dem Rücken verschränken und die Zeigefinger aneinandergelegt wegstrecken. Die Schulterblätter zusammenziehen und den Brustkorb öffnen. Ausatmen, die Knie leicht beugen und den Oberkörper nach vorn sinken lassen, wobei die Hände beziehungsweise gestreckten Arme ebenfalls nach vorn kippen. Die Dehnung 5–10 Atemzüge lang halten, anschließend den Rücken langsam wieder aufrollen.

Alternative: Die Knie beugen.

Drishti
Zur Nasenspitze

2

Tiefe Hocke

Im Stand die Füße etwas mehr als beckenbreit öffnen, die Fußspitzen etwas nach außen drehen. Einatmen und die Hände vor der Brust zur Gebetshaltung zusammenlegen. Ausatmen, die Knie beugen und in die tiefe Hocke kommen. Die Knie mithilfe der Ellenbogen weiter nach außen schieben. Der Rücken ist lang gestreckt und die Schultern entspannt gesenkt. Die Position 5–7 Atemzüge lang halten.

Drishti
Zur Nasenspitze

3

Kindshaltung mit Drehung

Auf die Fersen setzen, die Knie leicht geöffnet am Boden, Arme und Stirn ablegen. Den linken Arm unter dem rechten Arm durchfädeln, um die Schulter zu dehnen. 5–10 Atemzüge lang halten, dann die Seite wechseln.

Drishti
Zum dritten Auge

1

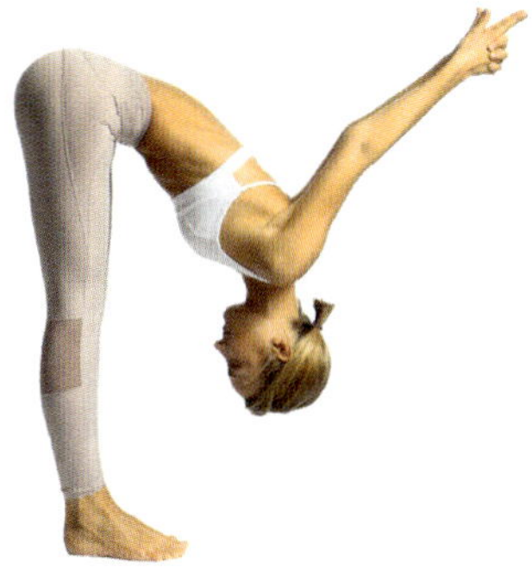

2

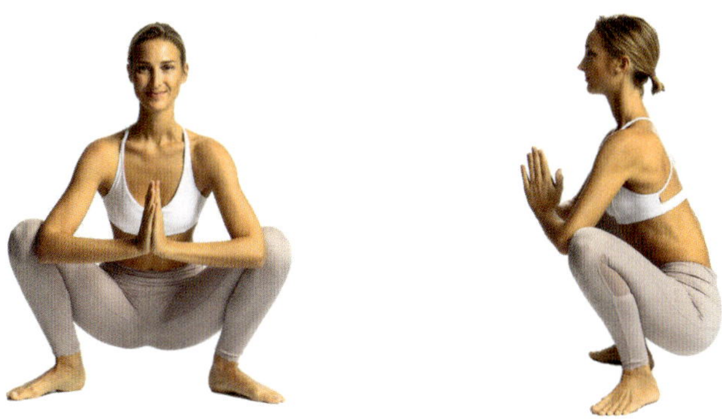

3

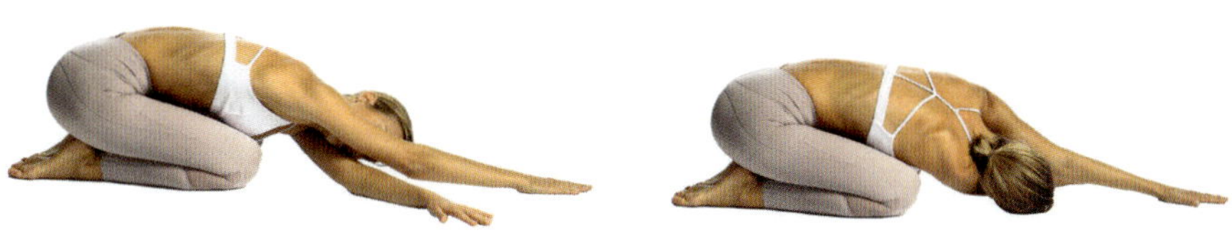

Fortgeschrittene **Workout 6** 5–6 Minuten

1

Halb gedrehte geschlossene Winkelhaltung

Auf den Boden setzen, die Beine nach vorn im Langsitz ausstrecken. Tief einatmen und die rechte Fußsohle an die Innenseite des linken Oberschenkels legen. Ausatmen, die linke Hand außen an den rechten Oberschenkel legen und die rechte Hand hinter den Rücken führen und an die linke Leiste zum linken Oberschenkel greifen. Die Position 5 Atemzüge lang halten, dann die Seite wechseln.

Drishtis
Nach rechts und nach links

2

Schmetterling

Im Sitzen die Fußsohlen möglichst nah am Schambein aneinanderlegen. Die Knie so weit wie möglich zu beiden Seiten öffnen. Einatmen und den Rücken lang strecken, ausatmen und die Stirn Richtung Füße senken. Entspannen Sie in dieser Position 10–20 Atemzüge lang die Hüften.

Alternative: Setzen Sie sich auf einen Block.

Drishti
Zum dritten Auge

3

Fisch

Auf den Rücken legen, die Fußsohlen nah am Schambein aneinderlegen, die Knie möglichst weit zu beiden Seiten öffnen. Einatmen, mit den Ellenbogen vom Boden abdrücken, um die Schulterblätter vom Boden zu heben und den Scheitel auf den Boden zu legen. Die Position 3 Atemzüge lang halten. Anschließend das Kinn zur Brust nehmen und wieder auf dem Rücken ablegen, um die Position zu lösen.

Drishti
Zum dritten Auge

1

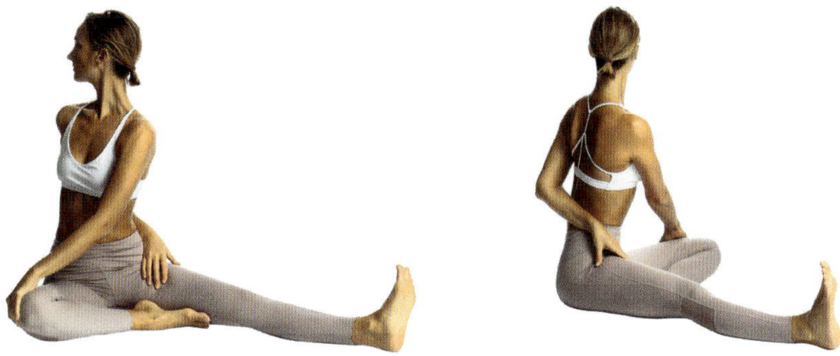

2

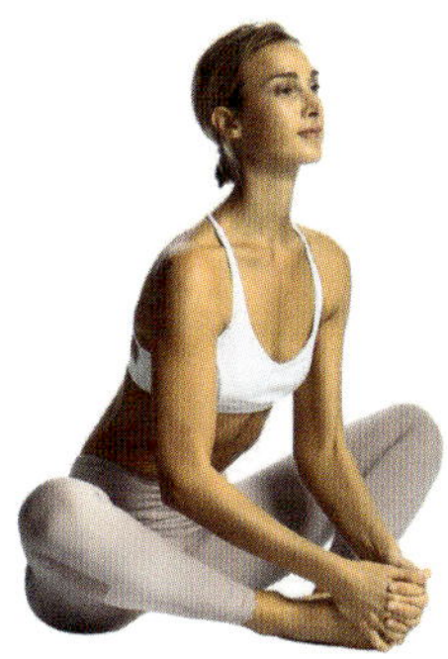

3

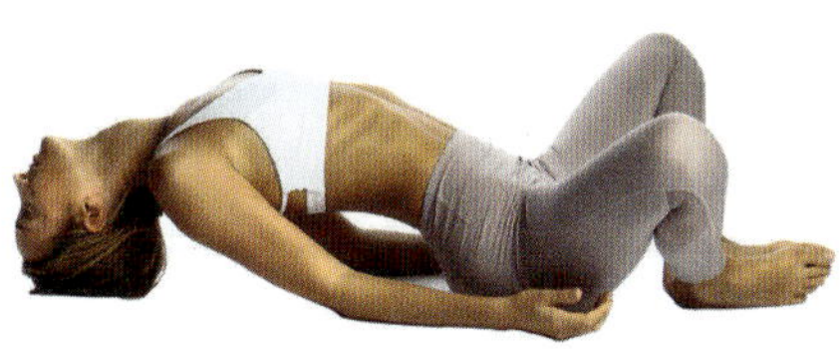

Fortgeschrittene Workout 7

5–6 Minuten

1

Rechter Winkel mit seitlicher Streckung

Im Sitzen die Beine grätschen. Einatmen und den Oberkörper in die Länge ziehen, ausatmen und über das rechte Bein beugen, die Hände und Unterarme beidseits des Beins ablegen. 5–10 Atemzüge lang halten, dann aufrichten und die Seite wechseln.

Alternative: Die Hände hinter der Fußsohle verschränken.

Drishti
Zum dritten Auge

2

Halbe Schleife

Im Sitzen die Beine nach vorn ausstrecken. Das rechte Bein beugen und über das linke gestreckte Bein heben, dabei das rechte Knie über dem linken Knie ablegen. Einatmen und den Oberkörper lang machen, ausatmen und den Oberkörper nach vorn über die Beine senken. Die Arme rechts und links ausbreiten und die Fingerspitzen am Boden abstellen. Den Kopf senken. Die Position 5–10 Atemzüge lang halten, dann die Beine wechseln.

Drishti
Zum dritten Auge

3

Schulterdehnung

Auf den Bauch legen. Den linken Arm nach vorn über den Kopf ausgestreckt ablegen, den rechten Arm unter dem Schulterbereich durchfädeln, bis er im rechten Winkel zum Körper nach links ausgestreckt am Boden liegt, die Handfläche auf dem Boden. Die Stirn am Boden ablegen. Die Position 10–20 tiefe Atemzüge lang halten, dann die Arme wechseln.

Alternative: Um die Dehnung zu verstärken, das Gesicht nach rechts wenden, sodass der Blick weg vom durchgefädelten Arm geht.

Drishti
Zum dritten Auge

1

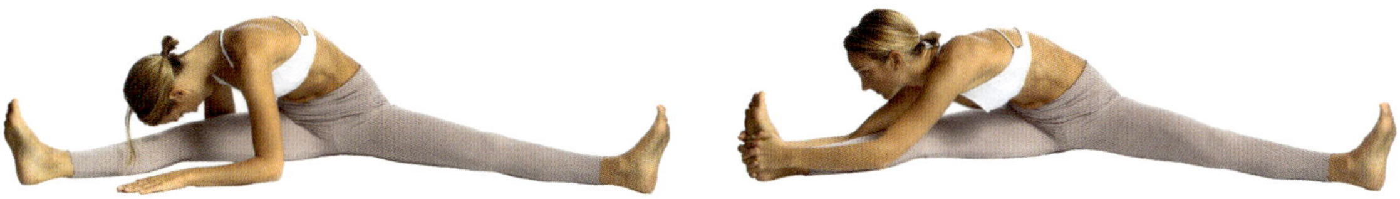

2

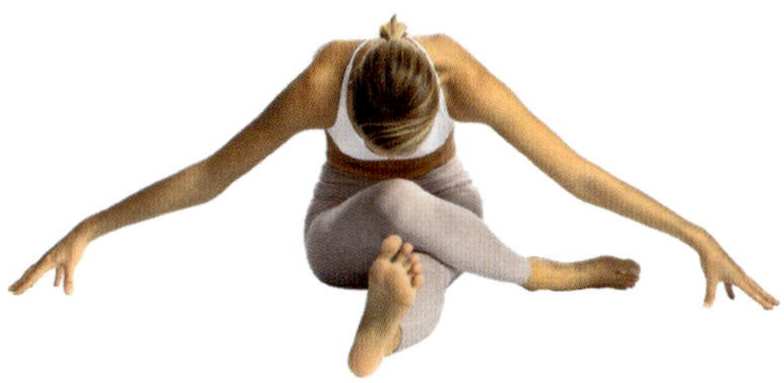

3

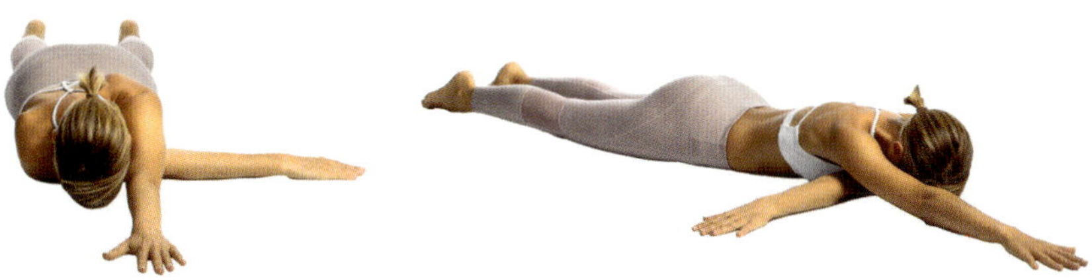

Fortgeschrittene Workout 8

5–6 Minuten

1

Uhr

Neben einer Wand aufstellen. Einatmen, den linken Arm gerade nach oben strecken und die Handfläche an die Wand legen. 5 Atemzüge lang halten, dann den Arm um 45 Grad nach hinten senken. 5 Atemzüge lang halten, dann den Arm weitere 45 Grad senken, sodass er nun parallel zum Boden nach hinten schaut. Die Handfläche berührt immer noch die Wand. 5 Atemzüge lang halten, dann den Arm nach unten senken und 5 Atemzüge lang halten. Die Seite wechseln.

Drishti
Zur Nasenspitze

2

Glocke

Im Stand die Füße hüftbreit öffnen. Wirbel für Wirbel nach vorn abrollen, bis der Oberkörper nach unten hängt. Den Nacken entspanne und mit den Händen den jeweils gegenüberliegenden Ellenbogen fassen. Die Position 5–10 Atemzüge lang halten, eventuell sanft von einer Seite zur anderen pendeln. Anschließend den Rücken mit einer Einatmung langsam wieder aufrollen.

Drishti
Zum dritten Auge

3

Bauchdrehung

Auf den Rücken legen. Die Knie nahe zum Oberkörper bringen und diese auf die rechte Seite senken. Beide Schultern bleiben am Boden. Den rechten Arm im rechten Winkel zur Seite ablegen, den Kopf zur Gegenseite drehen. 10 Atemzüge lang halten, dann die Seite wechseln. **Alternative:** Die Schienbeine umeinanderschlingen, um die Dehnung zu verstärken.

Drishtis
Nach rechts und nach links

1

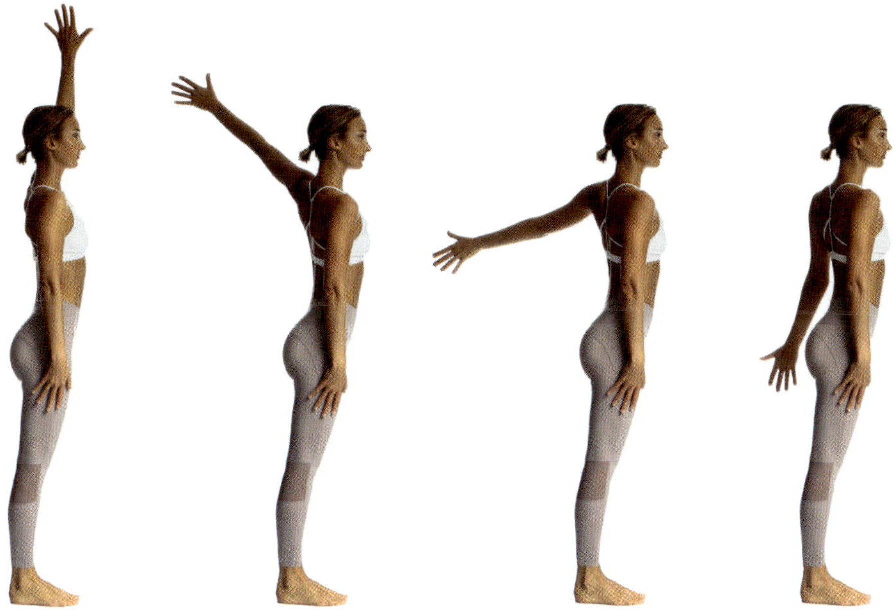

2

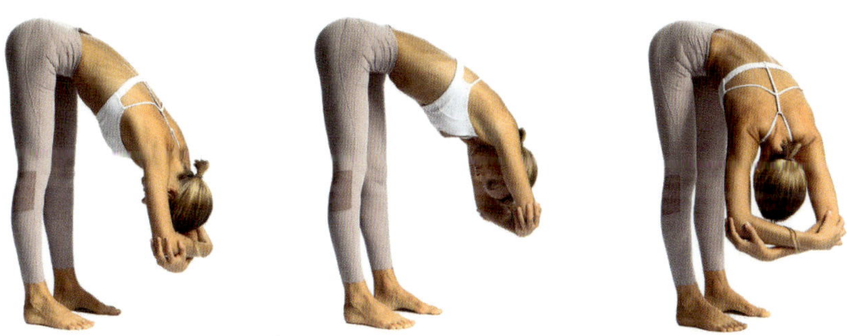

3

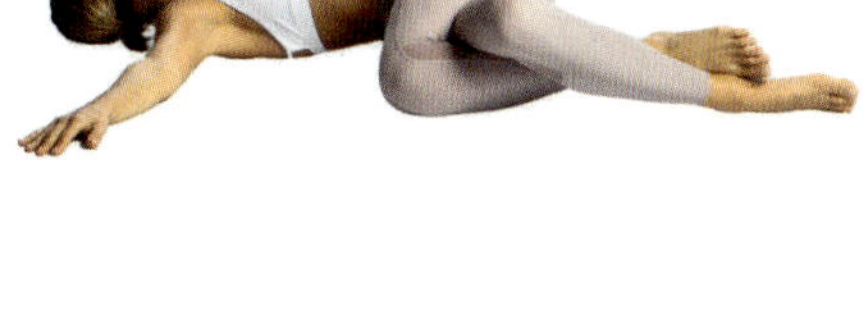

Fortgeschrittene Workout 9

5–6 Minuten

1

Taube

Aus dem Vierfüßlerstand auf die Fersen setzen, das linke Bein nach hinten ausstrecken, das rechte Bein vorn beugen, sodass der Fuß nach innen zum Schambein zeigt. Die Hüften zum Boden absenken. Einatmen und den Oberkörper lang machen. Ausatmen und den Oberkörper nach vorn absenken, bis die Stirn auf den Armen ruht. Die Dehnung 10 tiefe Atemzüge lang halten, dann lösen und auf der anderen Seite wiederholen.

Drishti
Zur Nasenspitze

2

Sattel

Das Gesäß im Knien auf die Fersen setzen. Die Fersen so weit zur Seite schieben, bis das Gesäß auf dem Boden landet. Dabei die Unterschenkel ebenfalls nach außen schieben, sodass sie eng neben den Oberschenkeln sind. Einatmen und den Oberkörper nach oben strecken. Ausatmen und den Oberkörper langsam auf den Rücken ablegen, falls nötig, mit den Armen abstützen. Die Knie sollten am Boden bleiben. Die Dehnung 10–20 tiefe Atemzüge lang halten, anschließend die Position lösen.

Alternative: Auf den Unterarmen aufgestützt nach hinten lehnen.

Drishti
Zur Nasenspitze

3

Das glückliche Baby

Auf den Rücken legen, die Knie beugen. Mit jeder Hand einen Fuß greifen und die Knie näher Richtung Boden ziehen, ohne das Gesäß anzuheben. Für 10 tiefe Atemzüge mit dem Becken langsam von rechts nach links schaukeln und dabei entspannen.

Drishti
Zum dritten Auge

1

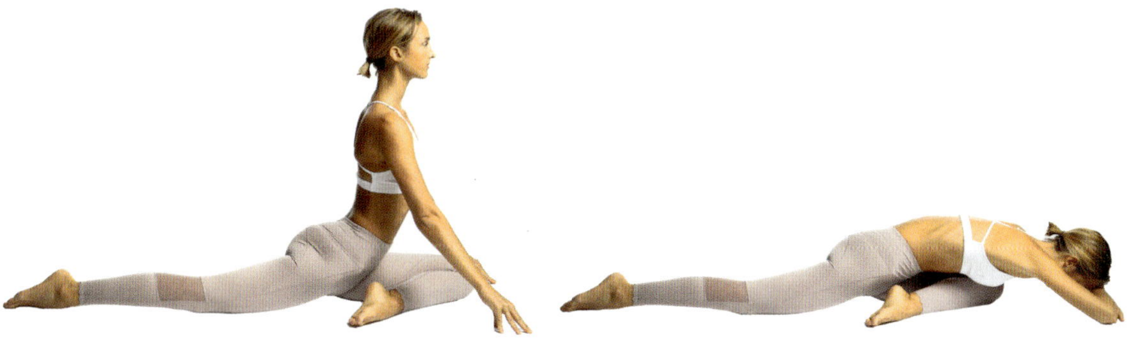

2

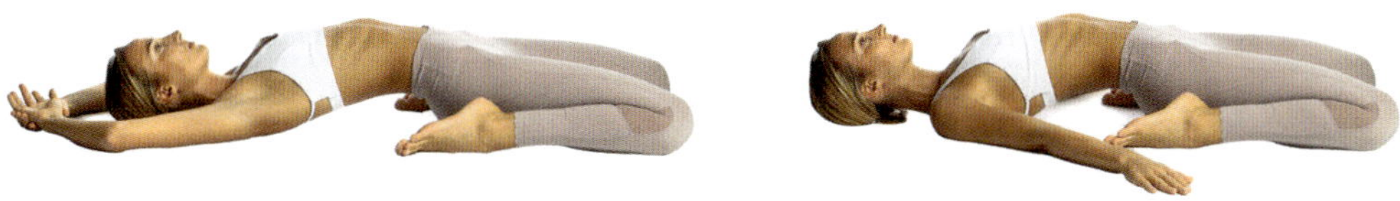

3

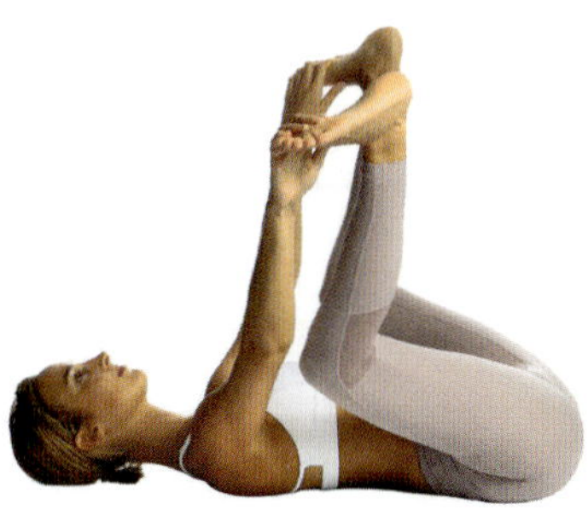

Fortgeschrittene **Workout 10** 5–6 Minuten

1

Knie zur Brust

Auf den Rücken legen, die Beine ausstrecken. Mit einer Ausatmung das linke Knie in Richtung Brust heben und mit jeder weiteren Ausatmung noch etwas näher an den Körper ziehen, um mit dem Oberschenkel Druck auf den Bauch auszuüben. 10 Atemzüge lang in dieser Position bleiben, dann die Seite wechseln.

Drishti
Zur Nasenspitze

2

Frosch

In den Vierfüßlerstand kommen, die Knie weit öffnen und den Oberkörper nach vorn senken, die Hüften öffnen sich dadurch. Dabei auf die Unterarme stützen oder beide Arme weit nach vorn ausstrecken. Eine zusammengelegte Decke unter die Knie legen, damit es bequemer wird. Die Position 15–20 Atemzüge lang halten.

Drishti
Zur Nasenspitze

3

Kerze an der Wand

Auf den Rücken, sodass das Gesäß 10 Zentimeter von einer Wand entfernt ist. Die Beine an die Wand legen und nach oben strecken. Die Arme zu beiden Seiten am Boden ausstrecken. Die Position mindestens 10 Atemzüge lang halten, um die Durchblutung anzukurbeln, dann lösen.

Drishti
Zum dritten Auge

1

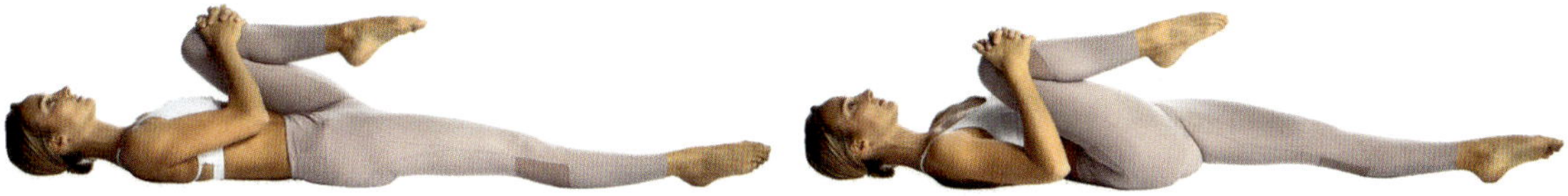

2

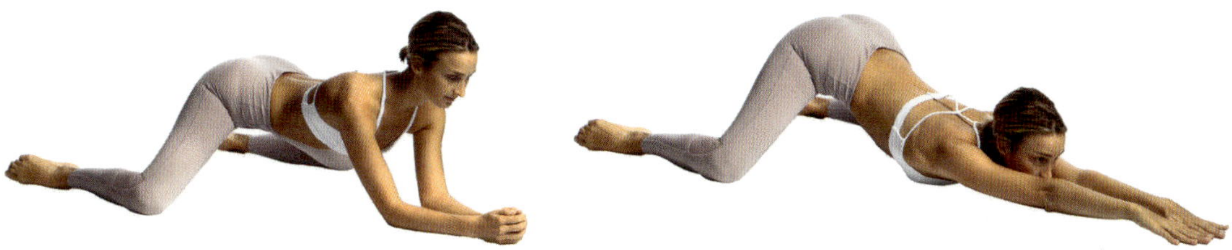

3

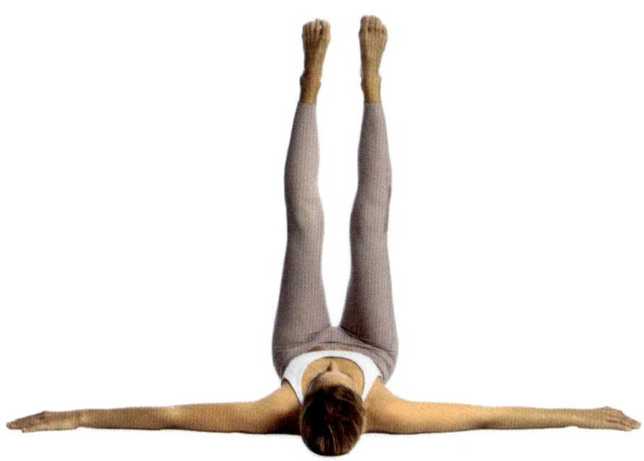

Fortgeschrittene Workout 11

5–6 Minuten

1

Winkelstellung am Boden an der Wand

Auf den Rücken legen, das Gesäß 10 Zentimeter von einer Wand entfernt. Die Beine an die Wand legen und zu einer weiten Grätsche öffnen. Die Arme zu beiden Seiten am Boden ablegen. Die Position 20 tiefe Atemzüge lang halten, um an Geschmeidigkeit zu gewinnen. Dabei entspannen.

Drishti
Zum dritten Auge

2

Bogen mit einem Bein

Auf den Bauch legen, die Handflächen beidseits der Brust auf dem Boden aufstellen. Mit einer Ausatmung den Oberkörper nach oben drücken, das rechte Bein anwinkeln und den rechten Fuß mit der rechten Hand greifen. Die Brust nach vorn öffnen und die Schultern entspannt sinken lassen. Die Position 5 Atemzüge lang halten, anschließend die Seite wechseln.

Drishti
Zur Nasenspitze

3

Schnecke

Auf den Rücken legen. Beide Beine nach hinten über den Kopf, sodass die Fußspitzen Kontakt mit dem Boden haben, die Hände stützen dabei das Becken. Die Arme auf den Boden ablegen und die Knie gebeugt lassen, sodass sie Kontakt mit der Stirn haben. Die Position 15–20 Atemzüge lang halten.

Drishti
Zur Nasenspitze

1

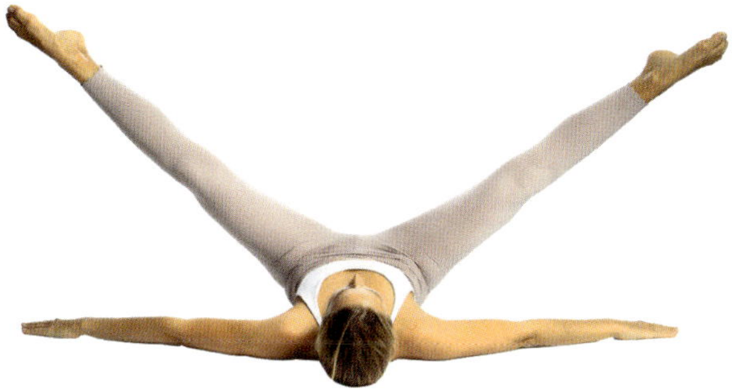

2

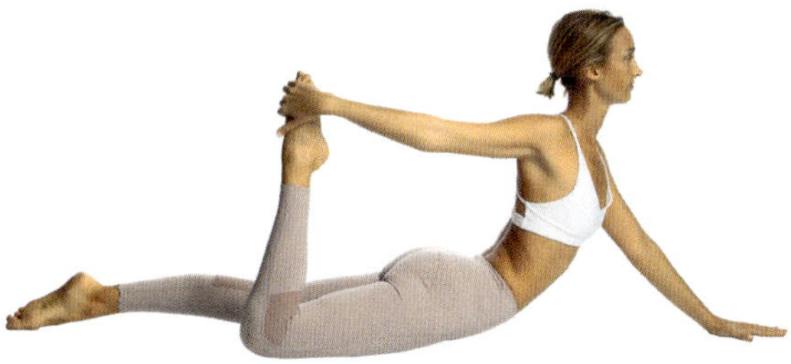

3

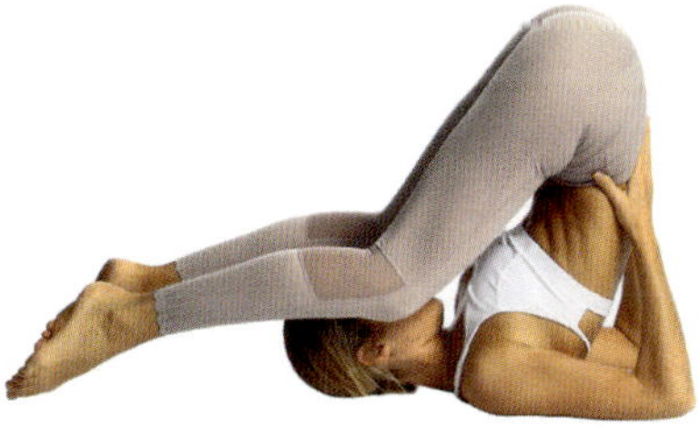

Fortgeschrittene Workout 12

5–6 Minuten

1

Nach unten schauender Hund

In den Vierfüßlerstand kommen, die Zehen fest im Boden verankern. Ausatmen, die Knie anheben, wobei Sie sie leicht gebeugt lassen, die Fersen heben sich ebenfalls mit an. Die Knie strecken und das Gesäß nach oben schieben. Die Fersen dabei Richtung Boden drücken. Den Kopf nach unten zwischen den Armen ausrichten und das Kinn zur Brust nehmen. Die Position 10–20 Atemzüge lang halten, anschließend zur nächsten Haltung weitergehen.

Alternative: Die Knie etwas stärker gebeugt lassen

Drishti
Zur Nasenspitze

2

Gedrehter Drache

In einen Ausfallschritt kommen, den rechten Fuß vorn aufstellen, das linke Knie auf dem Boden ablegen. Die linke Hand neben dem rechten Fuß auf dem Boden platzieren und die rechte Hand auf das rechte Knie stützen. Einatmen und den Brustkorb nach rechts aufdrehen, den Blick nach oben nehmen, dabei das rechte Knie mit der Hand etwas nach außen drücken. Die Position 3–5 Atemzüge lang halten, anschließend die Seite wechseln

Drishti
Nach oben

3

Geschlossene Winkelhaltung im Liegen

Auf den Rücken legen. Die Fußsohlen nah am Schambein aneinanderlegen und die Knie locker zu beiden Seiten absenken. Die Arme mit den Handflächen nach oben leicht geöffnet neben dem Oberkörper ablegen. Die Position 10 Atemzüge lang halten.

Drishti
Zum dritten Auge

1

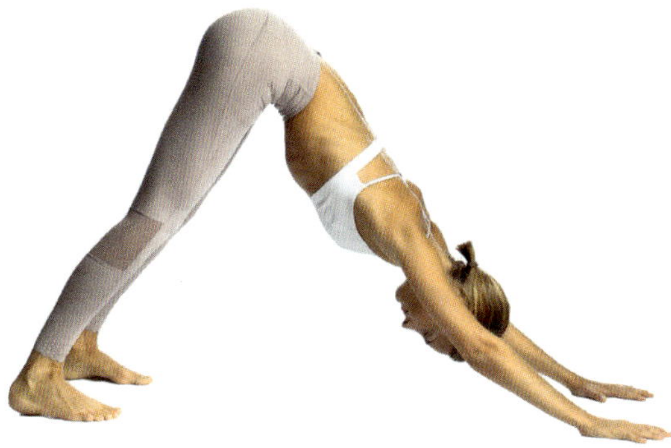

2

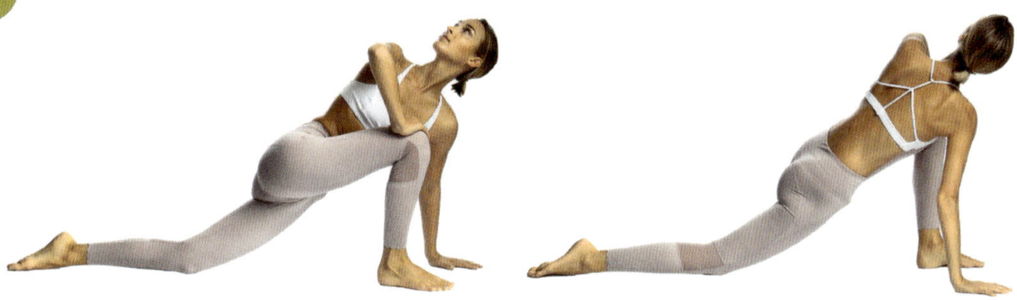

3

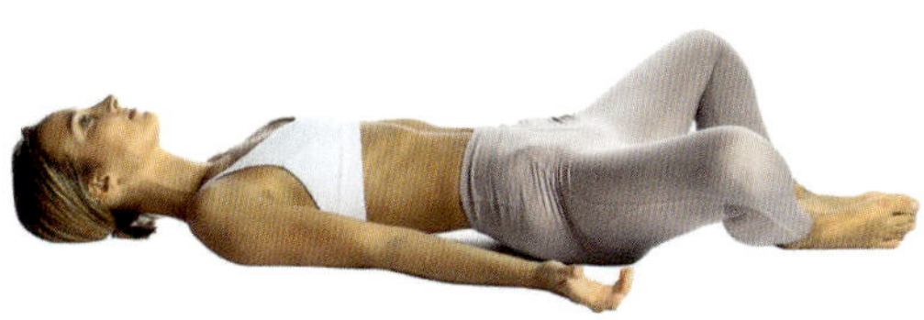

Fortgeschrittene Workout 13

5–6 Minuten

1

Katze–Kuh

In den Vierfüßlerstand kommen. Einatmen und ein Hohlkreuz machen, dafür das Gesäß nach oben schieben. Ausatmen und den Rücken rund machen, dabei die Schulterblätter voneinander entfernen und den Bauchnabel in Richtung Wirbelsäule ziehen. Den Bewegungsablauf 10 mal mit 10 tiefen Atemzügen ausführen, um die Wirbelsäule zu lockern.

Drishti
Zur Nasenspitze

2

Stellung des Hasen

Im Kniestand auf die Fersen setzen, einatmen und die Arme anheben. Langsam ausatmen und den Oberkörper nach vorn beugen, die Arme dabei nach hinten neben dem Körper ablegen, die Handrücken neben den Fersen auf den Boden. Dabei das Gesäß heben, bis es über den Knien ist, und den Scheitel auf die Matte ablegen. Die Position 3–5 Atemzüge lang halten. Bis zu 5 mal wiederholen.

Drishti
Zum dritten Auge

3

Kindshaltung mit Drehung

Auf die Fersen setzen, die Knie leicht geöffnet am Boden, Arme und Stirn ablegen. Den linken Arm unter dem rechten Arm durchfädeln, um die Schulter zu dehnen. 5–10 Atemzüge lang halten, dann die Seite wechseln.

Drishti
Zum dritten Auge

1

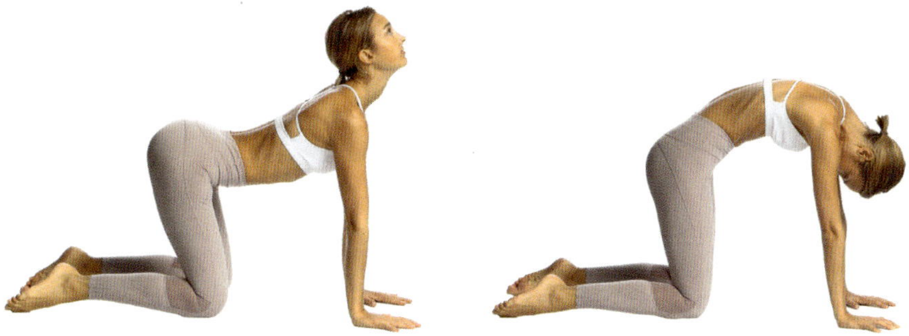

2

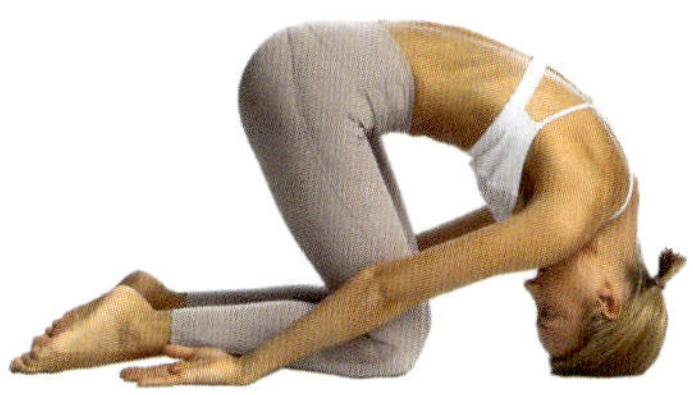

3

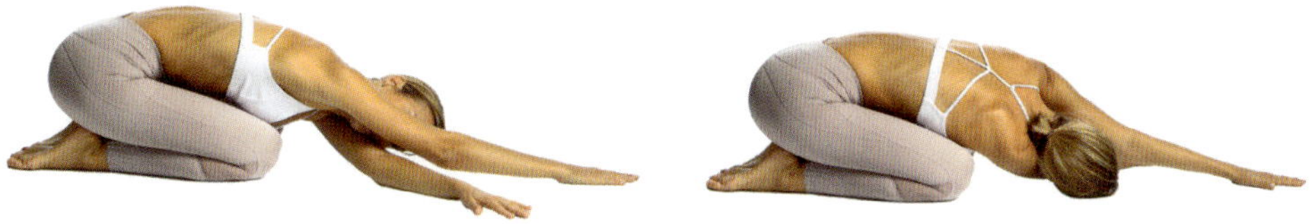

Herzensbotschaften

- Lass dir ausreichend Zeit, um deinen Bedürfnissen entsprechend Fortschritte zu machen.
- Gestehe dir das Recht zu, ein Mensch zu sein, der auch einmal Fehler macht.
- Beginne mit deinen Möglichkeiten da, wo du gerade stehst, und gib dein Bestes.
- Habe Geduld mit deinem Körper und deiner Psyche. Liebe deinen Körper, liebe deine Seele.
- Gut für sich selbst zu sorgen, bedeutet manchmal, Nein zu sagen.
- Akzeptiere die Gegebenheiten und arbeite an dir.
- Sei ehrlich.
- Sage dir und denen, die dich lieben, die Wahrheit.
- Schwierigkeiten sind da, um an ihnen zu wachsen.
- Alles, was geschieht, hat seinen Grund.
- Begrüße Prüfungen genau so, wie du schöne Dinge begrüßt.
- Klopft eine Gelegenheit bei dir an, öffne ihr die Tür.
- Niemand urteilt so hart über dich wie du selbst.
- Negativität und Aggressivität sind Formen von Leid. Reagiere mitfühlend darauf.
- Nimm dir die Zeit, alles Bestehende zu würdigen, um jeden Tag glücklich zu sein.
- Beende jeden Tag voller Dankbarkeit für jedes kleine Glück, das er dir gebracht hat.
- Es ist unmöglich, alles zu kontrollieren. Deine Macht erstreckt sich nur auf dich selbst, nicht auf Dinge außerhalb von dir.